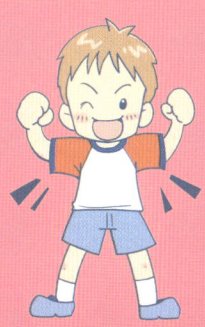

ＡＤＨＤ　注意欠如・多動症の本
© Rieko Shiba 2020
Originally published in Japan by Shufunotomo Co., Ltd.
Translation rights arranged with Shufunotomo Co., Ltd

北京市版权局著作权合同登记号：图字 01-2024-5180 号

图书在版编目（CIP）数据

与ADHD共处 /（日）司马理英子著；于晓辉译. --北京：华夏出版社有限公司，2025. -- (漫话ADHD译丛 / 于晓辉主编). -- ISBN 978-7-5222-0819-0

Ⅰ. R741

中国国家版本馆 CIP 数据核字第 20240664QS 号

与 ADHD 共处

作　　者	[日] 司马理英子	
译　　者	于晓辉	
丛书主编	于晓辉	
策划编辑	张冬爽	
责任编辑	张冬爽	
责任印制	顾瑞清	
出版发行	华夏出版社有限公司	
经　　销	新华书店	
印　　装	三河市万龙印装有限公司	
版　　次	2025 年 5 月北京第 1 版　　2025 年 5 月北京第 1 次印刷	
开　　本	880×1230　1/32 开	
印　　张	5.75	
字　　数	125 千字	
定　　价	59.80 元	

华夏出版社有限公司　地址：北京市东直门外香河园北里 4 号　邮编：100028
网址：www.hxph.com.cn　　电话：(010) 64663331（转）
若发现本版图书有印装质量问题，请与我社营销中心联系调换。

教育咨询所

教育咨询所是日本为学生、家长和教育工作者提供支持的专业机构，通常由具有教育或心理学背景的专业人员（如心理学家、社会工作者、教育顾问等）提供服务。在一些地区，教育咨询所由政府资助并运营，通常隶属于地方教育委员会。有些学校也可能设有专门的教育咨询部门。

教育咨询所可以帮助学生解决在学习、情感、行为或家庭等方面遇到的困难，确保学生的身心健康发展，处理学生面临的突发心理危机，如自杀倾向、极端情绪反应、暴力行为等；向家长提供教育咨询，帮助他们了解如何有效支持孩子的成长和学习，提供关于家庭教育、亲子关系、家庭教育方式等方面的指导，特别是当家庭背景或环境对学生产生不良影响时，为家长提供应对策略；为教师提供培训和支持，帮助他们应对教学中的各种挑战，如提供关于特殊需要学生的应对方法，与学生和家长的沟通方法等。

教育咨询所与社区、医疗机构、社会福利机构等多方合作，其服务通常是免费且保密的，旨在提供一个非威胁性的环境帮助学生和家庭解决问题。

ADHD 合理流通管理系统

ADHD 合理流通管理系统是日本政府为有效管理注意缺陷多动障碍（ADHD）患者的药物使用而设立的系统，2007 年左右开始推行。主要目的是规范 ADHD 相关药物的流通，确保药物的合理使用，并防止药物滥用或错误使用，帮助医生实时监控患者的治疗效果，及时调整药物和治疗方案。

日本大学的临床心理士、指导教练

在日本的大学中，临床心理士（counselor）和指导教练（coaching）是学生支持系统中的重要组成部分，帮助学生解决不同的需求，从心理健康到学业与职业发展。

·临床心理士（counselor）/心理咨询师

（1）心理健康支持：为学生提供心理健康支持，帮助学生应对生活、学业、人际关系等方面的压力，解决情感困扰、焦虑、抑郁等问题。

（2）个别心理咨询：当学生遇到情感困扰、家庭问题、学业压力或自我认同问题时，提供个别心理咨询。

（3）情绪管理：帮助学生认识和管理情绪，培养更健康的情绪应对机制。

（4）危机干预：当学生面临心理危机（如自杀念头等）时，提供紧急干预和转介服务。

·指导教练（coaching）/学业与职业辅导员

（1）目标设定与达成：帮助学生设定学业和职业目标，并制订达成目标的具体计划。

（2）个人发展：不仅关注学生的学业表现，还帮助学生发掘自己的潜力，提升自我意识、时间管理能力和决策能力。

（3）职业规划与发展：为学生提供职业生涯指导，帮助他们探索自己的兴趣和技能，选择适合的职业路径。

（4）行动计划与反馈：帮助学生制订切实可行的行动计划，并根据进展提供反馈和支持。

特别支援教育（特别支援教室）

日本的特别支援教育是为有特殊需要的学生（包括智力障碍、听觉障碍、视力障碍、肢体障碍、ASD、ADHD、LD、情绪障碍等）提供的教育服务，旨在提供具有支持性和包容性的学习环境，确保每一个学生在学校中能够得到与其能力相适应的教育机会，并得到能力的发展。

该教育体系包括特别支援学校（专门为有重度障碍的学生设立的学校）、特别支援学级（在普通学校内设立的特殊班级，服务于有中度至重度障碍的学生）、特别支援教室（在普通学校内由特别支援教育教师根据学生的需要进行巡回指导和个别化教学）、资源教室（普通学校中设立的专门教室，学生在需要时可以到这里接受特别支援教育服务，同时也可以在普通班级中学习）、访问教育（为重度障碍和多重障碍，以及因为慢性疾病和家庭环境等不能入学的学生提供的教师到其实际生活的地方开展的教育）。

通级指导

通级指导一种在日本公立小学和初中普遍实施的教育措施，为普通班级中轻度障碍儿童提供的特别指导。主要有三种形式，一是"自校通级"，即在本校接受特别指导，特别支援教育教师在资源教室对于有特殊需要的学生实行一对一教学或小组教学；二是"他校通级"，即特殊需要学生到其他学校接受特别指导；三是"巡回指导"，即一个巡回指导教师负责一个地区的通级指导工作，向第一线的普通教育教师和特殊教育教师提供专门的教材、教具和教学策略，但并不直接面对特殊需要儿童。

附录

日文专有名称 说明

PTA

日本的 PTA 是 P = Parent(监护人)、T = Teacher(老师)、A = Association(协作)的缩写,即家长教师协会,类似于中国的家长委员会,两者都是促进家校合作的组织。

日本 PTA 有全国性和地方性的联合会,通常在每所学校设立分会,组织结构完善,活动内容丰富。PTA 在社会上有较高的认可度和影响力,经常与政府、教育部门和其他社会团体合作,共同推动教育事业的发展。

中国的家长委员会更侧重于学校内部的管理和家校沟通,成员由家长选举产生,通常参与学校日常事务、决策监督和反映家长意见,组织形式和活动内容相对简单。

学校临床心理士

日本的"学校临床心理士"(school counselor)和中国的"学校心理咨询师"或"学校心理辅导老师"在职责上有相似之处,但两者在职能、资格要求和实践方式上存在一些差异。日本的学校临床心理士通常是具有临床心理学背景的专业人员,能够提供更深入的心理治疗与干预。而中国的学校心理咨询师虽然也提供心理辅导,但有时其资质要求不如日本严格,而且更多关注于心理咨询和教育性干预,而非临床治疗。

结语

《哆啦A梦》历经50多年，是深受大人和孩子喜爱的漫画。其中主要人物——大雄和胖虎是"挨欺负的孩子"和"欺负人的孩子"，乍一看是完全不同的类型，不过，在儿童精神科医生的我看来，两人都带有ADHD的特征。他们都无法很好地控制自己的行为和情绪，注意力不集中，无法养成日常生活的基本习惯，出现了各种各样的问题。

在豁达、包容的《哆啦A梦》的世界里，即使两人有问题，也能有办法解决。但是，随着少子化和社会的变化，现在的ADHD孩子在社会生活中越来越难以生存。

ADHD已经被认定为一种发育障碍，有明确的治疗方案。

带有ADHD的特征，在学校和家庭中过得"有点不顺利"，有这些烦恼的孩子及其家长，请参考这本书，在孩子拒绝上学和欺凌他人等继发性障碍发生之前尽早应对。

本书是在两年多的时间里反复加印的《ADHD大雄·胖虎症候群》（「ADHDのび太・ジャイアン症候群」）和《新版ADHD大雄·胖虎症候群》（「新版ADHDのび太・ジャイアン症候群」），以及通过插图、漫画等图解的方式，让大家对ADHD的应对方法一目了然的《ADHD注意缺陷多动障碍》（「ADHD注意欠陥・多動性障害」）的基础上，追加了新的内容，形成了最终修订版。

本书提出的"符合孩子特征的育儿""理解孩子情绪的育儿"，不仅对ADHD孩子，对其他孩子也很有必要。我希望本书对所有孩子的养育都有所帮助，包括调皮或腼腆的孩子，即使他们不像ADHD那么严重。

2020年8月
司马理英子

自我评价低

- 加入治疗和支持小组

有时单凭自己的力量无法做到任何事。咨询心理科或精神科专家，请他们给你介绍支持小组。

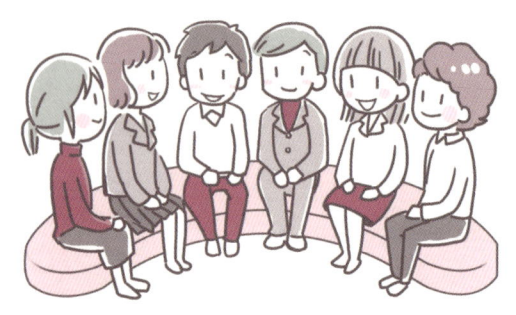

无法达成目标

定期去咨询指导教练、心理咨询师，或者请他们每天通过电子邮件或电话检查事情的进展情况并鼓励你，这将能帮助你更好地达成目标。

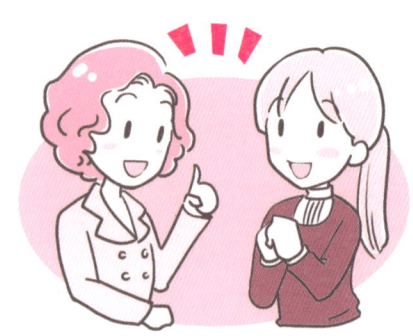

忘记约定

● 做好日程表

准备一本手账，把工作、约会、旅行等所有的安排都写下来。到处乱写的话，就无法掌握日程了。

计划拖延

● 设定好日期

在计划中设定好期限，把计划贴在墙上。还要认真地把计划写在手账的日程安排中，明确"在这一天的这个时间完成"。

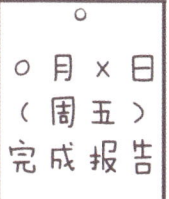 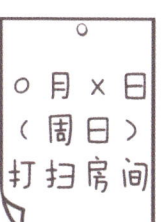

文件散乱

● 准备可以放置文件夹的便利的收纳用具

毫不吝惜地购买方便使用的收纳用具。收纳用具最好是那种能快速清理、快速取出的。不好用的东西赶紧处理掉。

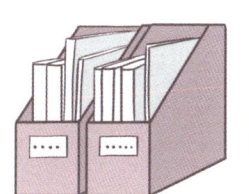 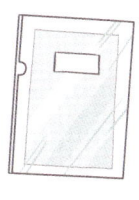

3 这样做，每天都能顺顺利利！
使用这些策略就能拥有舒适生活！

即使成年后还有 ADHD，只要采取适当的应对措施，每天的生活也会变得顺利。下面是 ADHD 人士容易出现的问题和解决方法。

总是在找东西

●设置放置物品的地方

先从把东西放到固定位置开始，比如把裤兜里的钥匙、钱包、手机放到托盘里。使用大包套小包的方式，以即使换背包也不会忘记东西为目标。

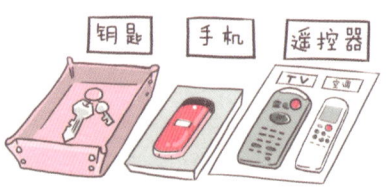

不会整理房间

●请家政人员帮忙

ADHD 成人的房间经常处于杂乱无章的状态。如果让专业的家政人员每周来 1 次，那么每周至少会收拾 1 次。

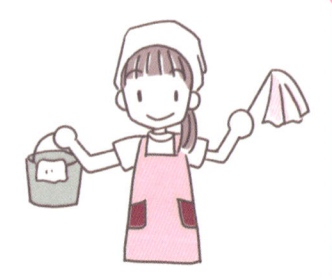

这就是霸凌啊！

- 在摔跤游戏中被粗暴对待。
- 几个孩子只攻击你一个人。
- 不知为何，总是被别人使唤、使绊子。

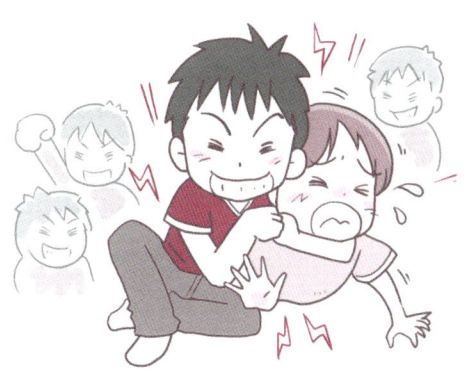

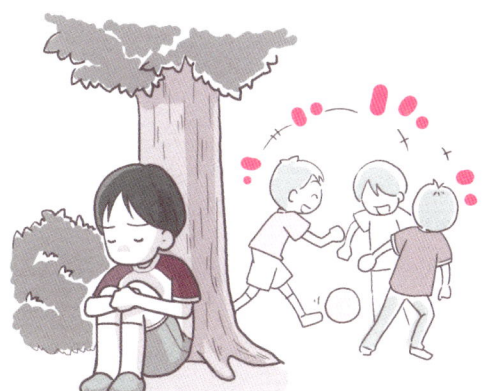

- 随身物品不见了。
- 借钱不还，被抢走了钱。
- 与朋友的约会并不开心。
- 在没人看见的角落被施以暴力。

- 被迫做自己不想做的事。
- 休息时间不开心。
- 被人叫不喜欢的绰号。

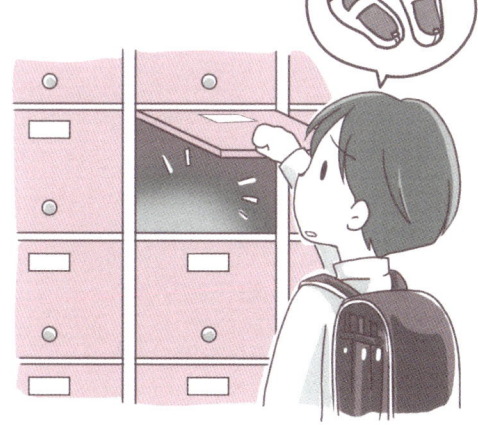

什么样的朋友是好朋友？

- 捉弄、欺负你，在你面前趾高气扬的朋友不能算是好朋友。
- 受欢迎的孩子不一定能成为你的好朋友。
- 没有加入这个团体里的孩子可能会成为你的好朋友。
- 内向的孩子可能会想和你交朋友。

·如果你被霸凌了，请马上求助·

马上向你信任的人求助

欺负人的方式有很多种，如果你遭遇了下一页写的大部分事情，那就是被霸凌了。如果其中有几条符合你的情况，那么我确信你正在遭遇一段不愉快的时光，你的心理能量越来越小，一回到家你就会感到疲惫不堪，也没有食欲。

因此，你必须想想办法。立即把自己的感受告诉你信赖的人，寻求帮助吧！

· 想办法与朋友和睦相处 ·

找一个不会取笑你,也不会与你吵架的人做朋友。如果你加入了他们,他们还是嘲笑你、欺负你,那就不能算是好朋友。下面是与朋友友好相处的策略,请参考。

怎样才能与朋友和睦相处?

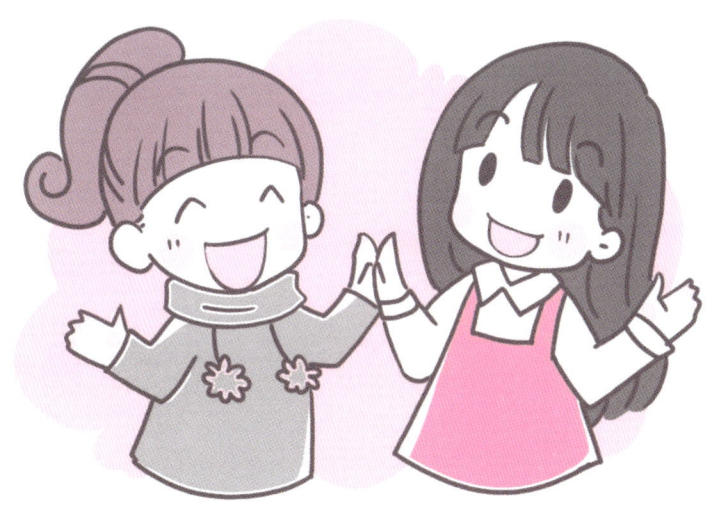

试着谈论朋友喜欢的话题。

不炫耀,不卖弄。

学会倾听,不要总说自己的事情。

不做自己觉得讨厌的事情,不嘲笑别人。

可能会在兴趣班或运动爱好者的聚会上结交到朋友。

回顾一天，表扬自己

晚上

让我们回顾一下今天过得怎么样。然后，表扬自己吧。

"今天，我努力做了○○"，试着像这样说一下。例如，"今天，我在不擅长的数学课上努力做了除法的笔算，我很努力啊。"

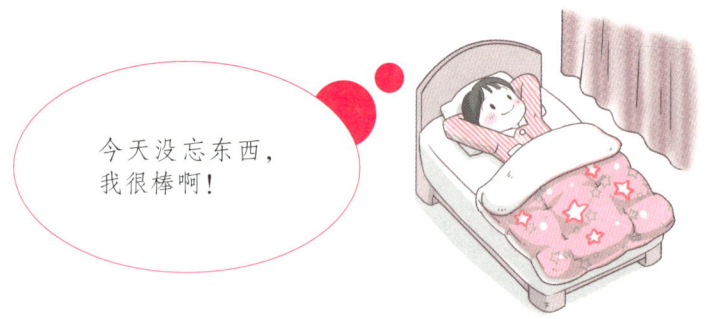

今天没忘东西，我很棒啊！

· 练习不放弃 ·

遇到困难想要放弃的时候，回想一下，"即使有ADHD，也有很多人没有放弃梦想"（参照第31页）。即使有ADHD，也有很多人在自己喜欢的事情上拼尽全力，最终实现了自己的梦想。而且不要忘记，你不是别人的谁，你是世界上独一无二的，是一个很好的人！

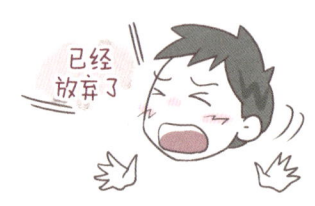

即使有ADHD，也有很多人没有放弃梦想！

练习喜欢自己

就像俯卧撑能增强手臂的力量一样，在大脑中反复强化"喜欢自己"的意识，你就会越来越喜欢自己。

试着做这个练习吧。在每天持续练习的过程中，你会成为自己的坚定盟友。

写下自己的事情

把自己的优点写在纸上。想不出的话，就去问问爸爸妈妈、爷爷奶奶吧。

- 喜欢自己的地方。
- 自己想改变的地方，不太喜欢的地方。
- 那些"这样做的话心情会变好""如果这样做就好了"的事情。
- 悲伤的事、受伤的事、生气的事。
- 将来想成为什么样的大人？
- 想做什么样的工作？

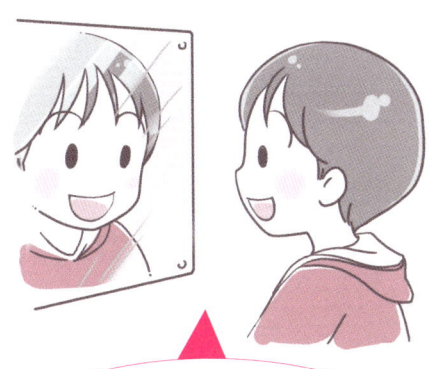

我每天都帮忙做家务，想让妈妈对我说"谢谢"。

说出优点

早上

对着镜子大声说出喜欢自己的地方吧。

"我喜欢〇〇。"

设定一个今天的目标，试着把它说出来。例如，"今天尽量不要跟朋友吵架"。

第 7 章 与 ADHD 好好相处

除了爸爸妈妈，还有其他大人能理解你。

● **学校临床心理士和保健医生**

学校临床心理士和保健医生是研究人的情绪和心理的，因此，即使你表达得并不好，他们也能很好地倾听，并与你一起思考该怎么做。

● **亲戚**

你也可以与从小就知道你的事情的爷爷、奶奶、叔叔、阿姨、表（堂）兄弟姐妹等人商量。偶尔一个人去他们家住一晚，好好聊一聊。

● **电话咨询**

拨打电话号码查询电话，告诉对方，"我想咨询学校和家里的事情，请告诉我可以打电话咨询的地方"，对方就会告诉你儿童咨询所等专门服务儿童的地方的电话号码。

★ **警惕网上咨询**

虽然你也可以在网上倾诉烦恼，但网上的咨询结果良莠不齐。有些提供咨询服务的人会给出错误建议，也有些人会抱着不好的目的接近孩子，因此，你必须十分小心。

向别人倾诉苦恼

当在学校被捉弄、学习不好、不能与朋友好好玩耍而感到苦恼的时候，请告诉爸爸妈妈"我很苦恼"。也许你不擅长表达自己的感受，但如果你不说，别人就不会理解你的心情。因此，请尝试以下的策略吧。

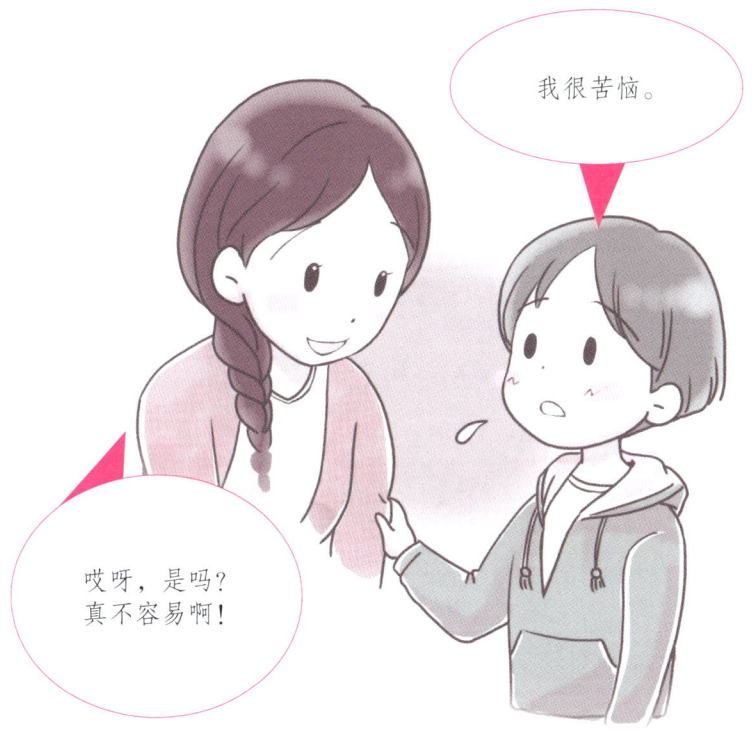

吸引别人倾听的技巧

- 在对方不太忙的时候试着搭话。
- 可以提前预约，"吃完饭跟我聊一会儿吧"。
- 聊了一次但不被理解也不要放弃，下次聊时可能会被理解。
- 把想说的内容写下来，便于交流。
- 有时写信或发邮件能更好地表达自己的感受。

放入置物区

"收拾好!"想不让父母生气,其实很简单!只要把东西放入置物区就可以了。例如,把脏袜子放进洗衣机,把垃圾放进垃圾桶。如果当前的置物区很难放东西,就换一个容易放的地方吧。

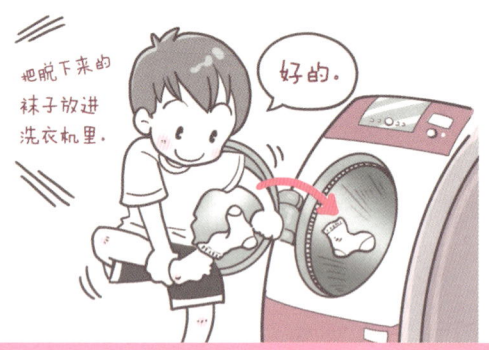

写日程表

把今天要做的事情写在白板上,或者写在纸上贴在白板上。准备一个日历,写上日程安排,把补习班和游玩安排都记录下来。事先写好计划,既能看到现在必须要做的事情,也能预见未来。

设置放置物品的场所

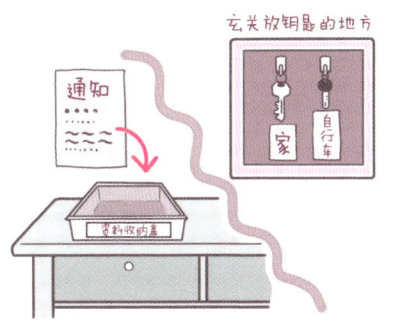

经常有人忘记自己把钥匙、钱包等重要的东西放到了哪里。还有人把学校的书、练习卷、漫画都乱七八糟地堆在桌子上。收拾整理时最重要的是"设置物品的放置场所"。可以在贴纸上写上"家钥匙",贴在放钥匙的地方。

另外,在使用完物品后,形成哪怕只花 0.5 秒也要把物品放回原位的意识,也能减少忘记物品放在哪里的情况。

前一天晚上做准备

你如果在忙碌的早晨准备出门时的物品,就很容易遗漏,因此,要在前一天晚上准备第二天的物品。在玄关等地留出"随身物品区",将物品集中放在那里就好了。不行的话,就找一张纸,在上面写好要带的东西,出门前确认好。

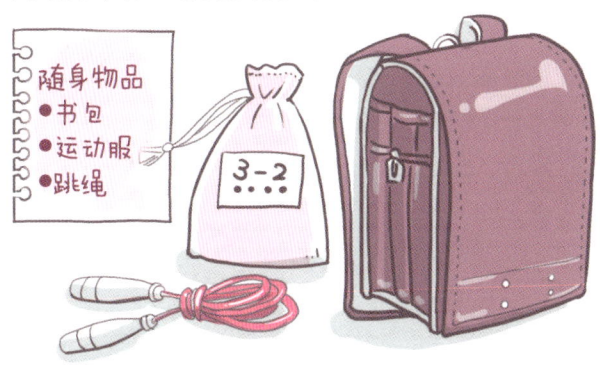

第 7 章 与 ADHD 好好相处

只要你想改变，慢慢就能做到！
② 使用这些策略就能成功！

只要稍微花点心思，你就能轻松完成任务，实现各种各样的梦想。不要放弃，多挑战几次吧！

• 想办法避免遗忘 •

记笔记

跳绳和
运动服

ADHD 孩子有容易忘事的毛病。

为了不忘记应该做的事情，首先要养成勤记笔记的习惯。为了防止忘记要做的事情和要带的东西，可以在一张大纸上写上"跳绳和运动服"，贴在显眼的地方，比如贴在玄关的门上，这样出门的时候你就能想起，"啊，还有这个"，非常方便。

使用计时器和闹钟的提醒功能

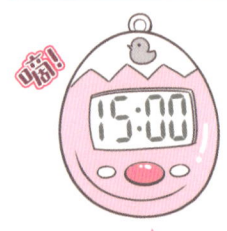

15 分钟后出门的话，提前设定好时间。

即使与朋友有约或者必须去上课外班，看着看着漫画也会不知不觉地把这些事忘得一干二净。你可以通过设置计时器和利用手机的提醒功能避免忘记。在"看 10 分钟的漫画""玩 1 个小时的游戏"的时候，只要设置计时器，就能让你注意到时间。让我们提前下定决心，"不忽视任何声音"。

你们的大脑中有很多神经回路。其中有些地方接触不好,连接困难,导致指令不能顺利地传递。大脑中的控制器无法很好地控制行为和情绪,无法让你们做该做的事,也无法阻止你们做不该做的事。这种状态被称为 ADHD。很多人说你们缺乏专注力和干劲,但这不是你们的错,也不是爸爸妈妈的错。

ADHD 并不是一件坏事,也不是什么羞耻的事。请好好记住这一点。就像近视的人只要戴上眼镜就能看得很清楚一样,ADHD 人士只要稍微调整状态,就能顺利工作。ADHD 人士既不笨也不傻,只要了解自己大脑的特别之处并灵活运用,就能迅速地发挥优势。即使有不顺利的事,也不要放弃!打起精神,相信自己!

ADHD 有这样的特征

无法保持安静

- 经常被提醒"安静点""别说话了"。
- 总是慌慌张张。
- 经常感到烦躁不安。
- 上课坐着听老师讲话的时候,总是忍不住想动一下。
- 不擅长阅读。

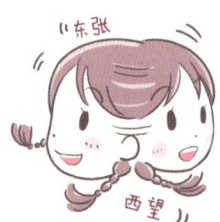

丢三落四

- 忘记做作业。
- 忘记刚刚说的话。
- 忘记与朋友、父母的约定。
- 经常发呆。
- 经常丢三落四。
- 经常不小心犯错。

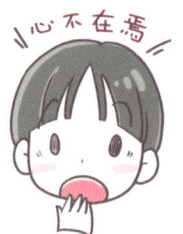

很难专心

- 做作业的时候,做着做着就看起了喜欢的漫画。
- 中途去看电视,没能尽早完成作业。
- 即使确定了目标,也很难为之努力。
- 觉得汉字练习和计算很麻烦。

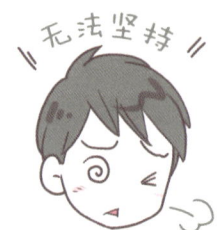

难以等待

- 大家都在好好排队,非要插队。
- 不能按顺序等待。
- 老师提问的时候,没等问完就抢答。
- 经常不举手就回答问题。
- 心急如焚,想马上做喜欢的事情。

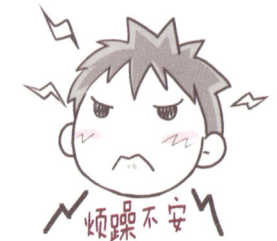

ADHD 是什么？

理解 ADHD，与之共存！

为了让你与 ADHD 和谐共存，首先说明 ADHD 的特征。

你有没有过这样的想法？

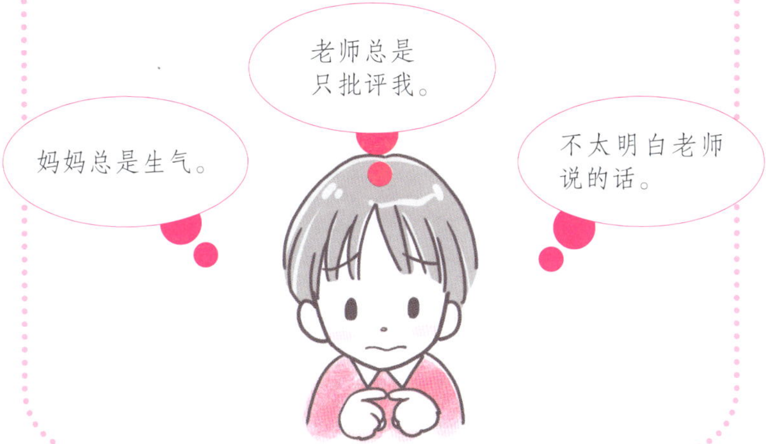

- 老师总是只批评我。
- 妈妈总是生气。
- 不太明白老师说的话。

你有没有被这样说过？

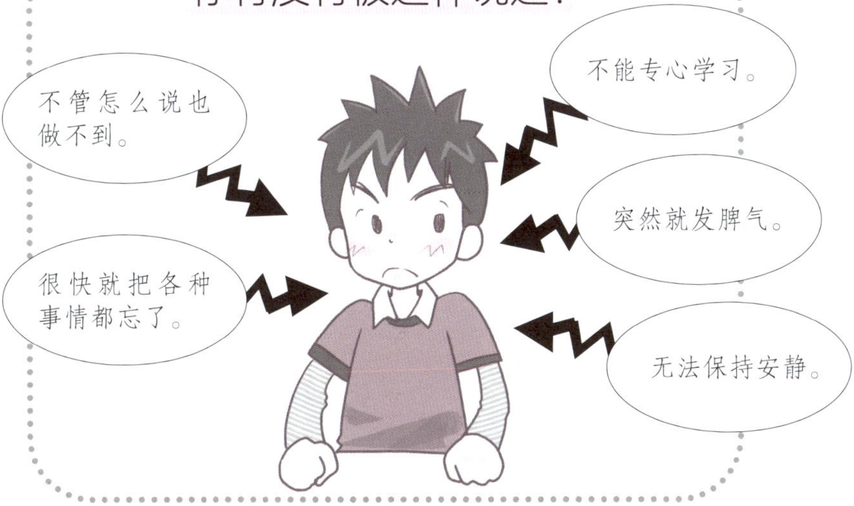

- 不管怎么说也做不到。
- 很快就把各种事情都忘了。
- 不能专心学习。
- 突然就发脾气。
- 无法保持安静。

第 **7** 章

致大雄、胖虎们

与 ADHD 好好相处

本章是想请 ADHD 人士阅读的内容。
经常被父母、老师责骂，学习不顺利，
如果你对此感到困惑的话，请阅读本章。
这里有让你每天都过得更好的秘诀。

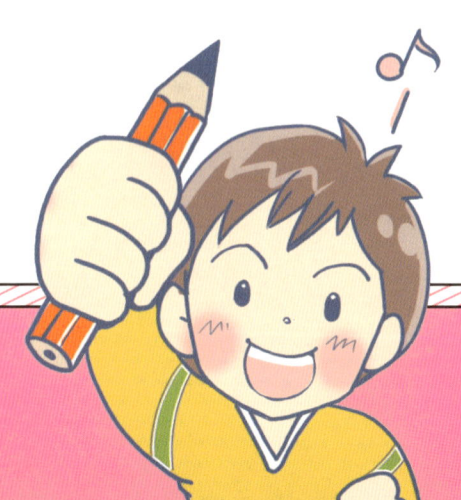

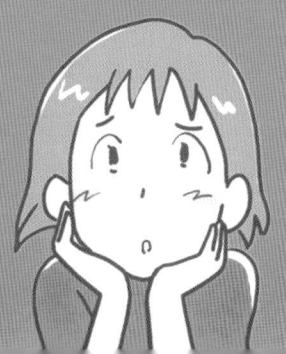

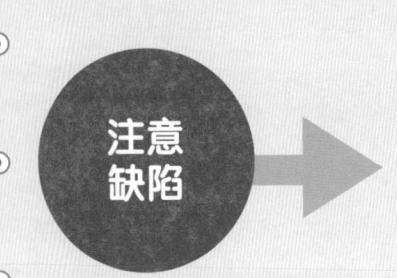

●长大后依然存在

即使长大成人，注意缺陷的问题也不会改善。本人如果能意识到自己有ADHD，通过认真记笔记、制订日程表等方式帮助减少任务遗漏的情况，以易于收纳的方式整理文件和衣服，那就没什么问题了。

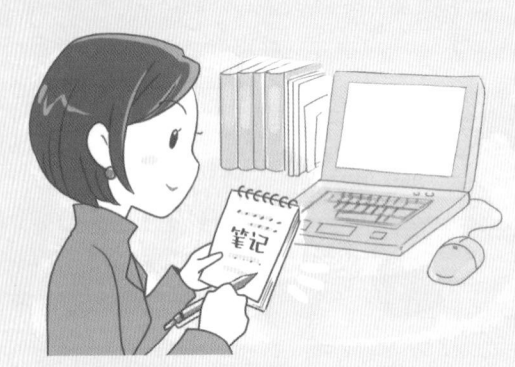

赶紧记上，之后再确认笔记的内容就可以了！

ADHD的注意缺陷在成年后依然会存在，不过，如果能根据自己的特征而行动，在社会上生存几乎不会成为问题。

成人ADHD的药物治疗

成人有更多的药物选择。

盐酸哌甲酯：药效持续时间约为12个小时，适合白天服用。常见的副作用有食欲下降、入睡困难、抽动、头痛、腹痛等。需要注意的是，有些人可能会产生依赖。该药由ADHD合理流通管理系统管理。

盐酸托莫西汀：每日2次，全天有效。该药能让患者在工作中和在家里都获益。副作用有嗜睡、呕吐、食欲下降、头痛等。

苯丙胺：每日1次。副作用有走路不稳、头晕、嗜睡、乏力等。

至于哪种药物更合适，因人而异。

成人 ADHD 的治疗

长大后，很多人的症状会有所改善

ADHD 的三大主要症状有注意缺陷、多动和冲动。大多数情况下，ADHD 孩子长大后，表面上的多动会逐渐稳定，但其他症状会持续到青春期。

在 ADHD 孩子中，有三分之一的孩子随着年龄的增长症状逐渐不明显，有三分之一的孩子通过各种各样的方法在一定程度上缓解了症状，使 ADHD 对日常生活没有太大的影响，仅仅是"偶尔也会感到困扰"的程度。剩下的三分之一的孩子，即使成年了也会有症状，会给本人和周围人带来困扰。

另外，人在成年后与学生时代时不同，需要独立思考，承担工作责任，结婚后还需要兼顾家务和育儿，有人就会因 ADHD 的症状而苦恼：要做的事情越来越多，还必须同时处理各种任务，每天都很不顺利；很多时候，有了孩子后会感到特别辛苦。

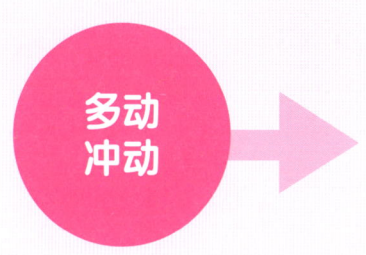

多动
冲动

● 变得不明显

多动在小学低年级时，冲动在小学高年级时会变得不那么明显。但是，有一些人即使成年了也总是忙忙碌碌、坐立不安，胡乱地催促别人，症状明显。

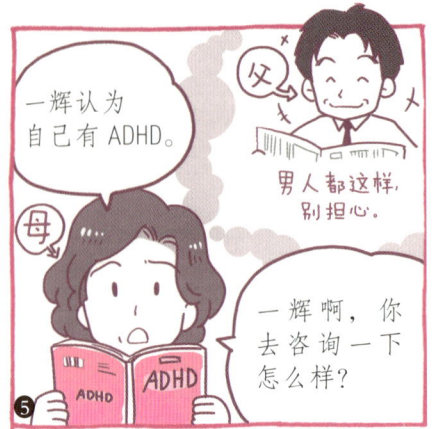
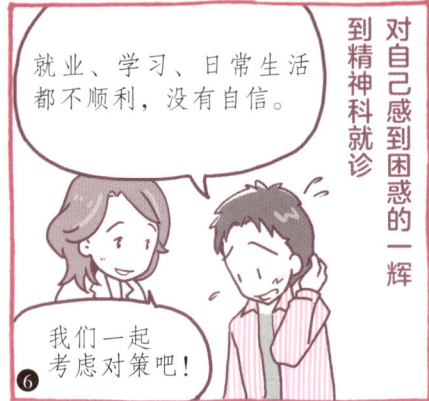
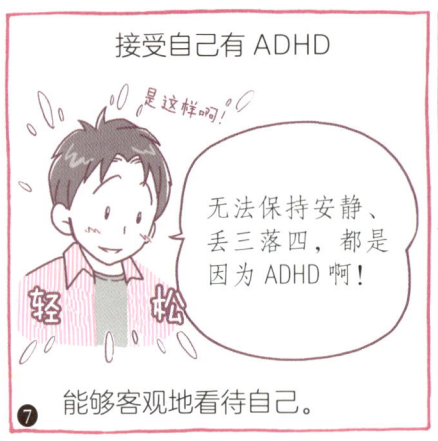
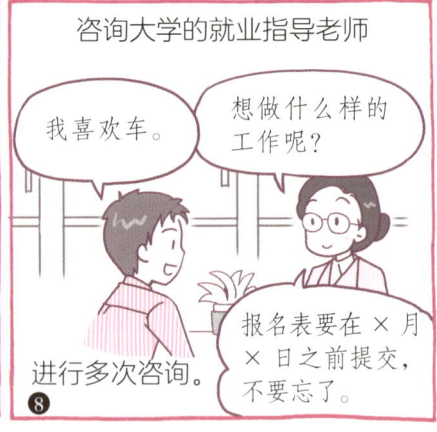
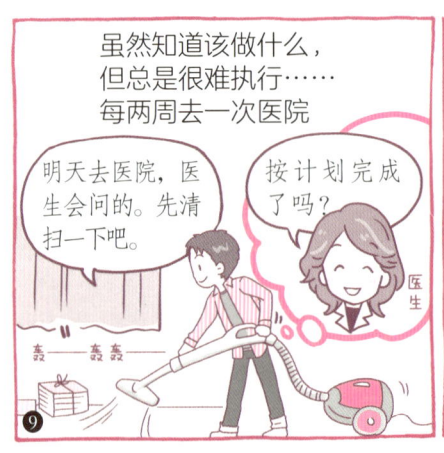
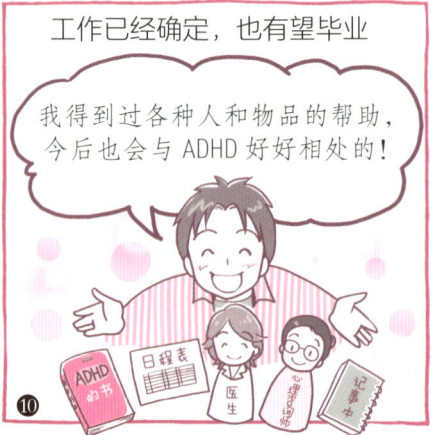

⑤ 接受自己的 ADHD，在医生和就业指导老师的指导下顺利就职

大学四年级生　一辉

一辉属于注意缺陷的大雄型。考上大学后他开始一个人生活，但总是不顺利。对自己感到困惑的他试着到精神科就诊……

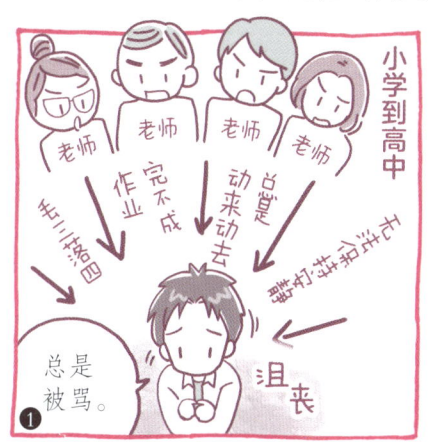

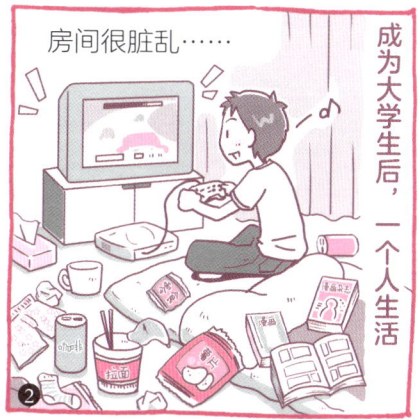

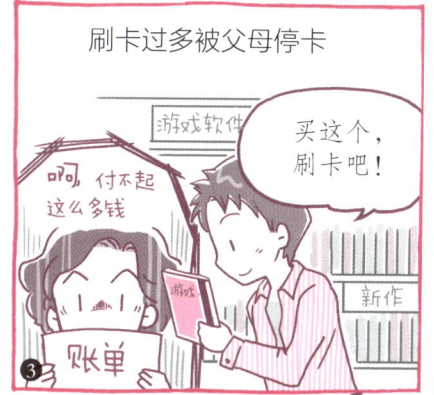

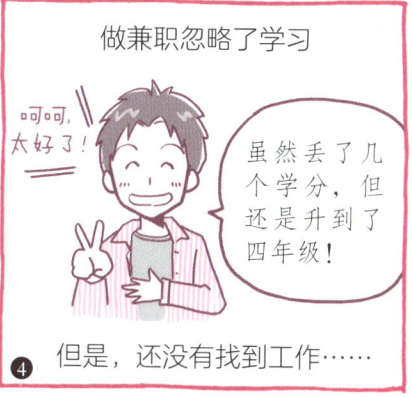

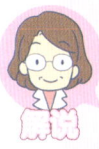

一辉发现自己有 ADHD 倾向后去精神科就诊。他之前一直被人指责，失去了信心，但通过了解 ADHD 后，理解了自己，知道了应该做的事情，并且能自信地采取行动。一辉持续每两周去一次医院，与医生讨论日常生活、学校生活、未来生活是否按计划进行，是否存在问题，等等。自从接受了自己有 ADHD，他能够客观地看待自己，每天的生活也渐渐安定下来。

第 6 章 ADHD 治疗实例集　145

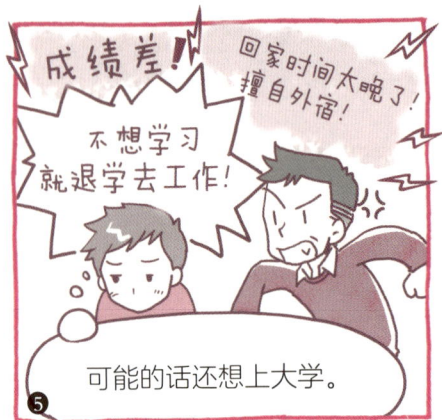
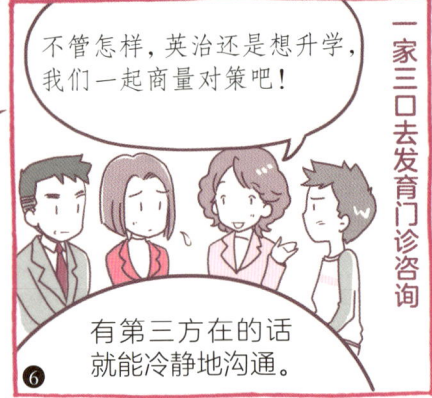
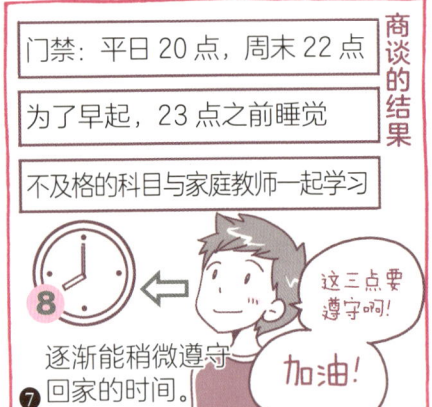
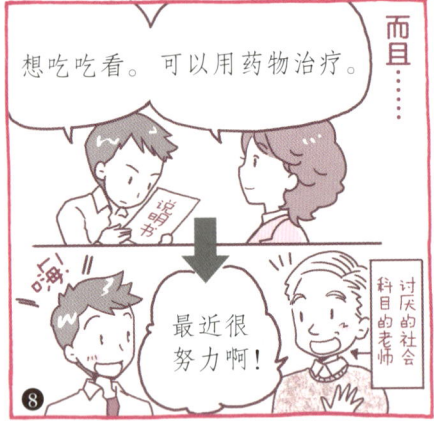
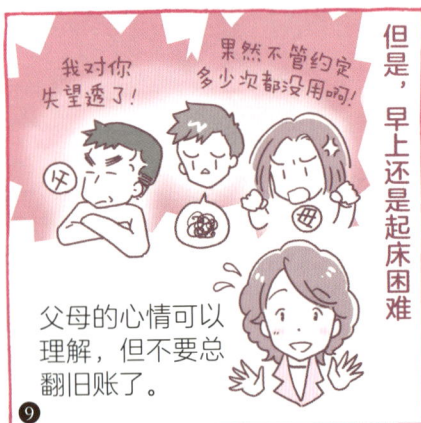
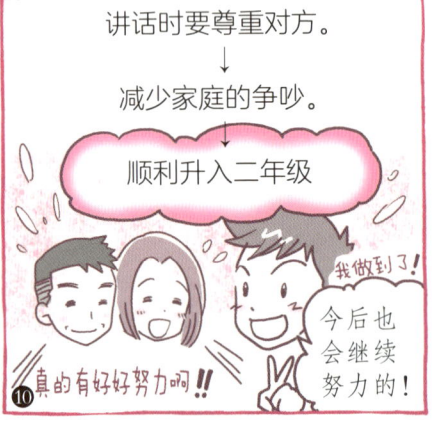

4 因经常迟到、完不成作业而留级，通过心理咨询和药物治疗得到改善

高中一年级生　英治

凭借天生的聪明才智，英治混过了初中，但高中被留级了。他讨厌学校和学习，经常无故在外过夜。父母和孩子自己都找不到解决方法……

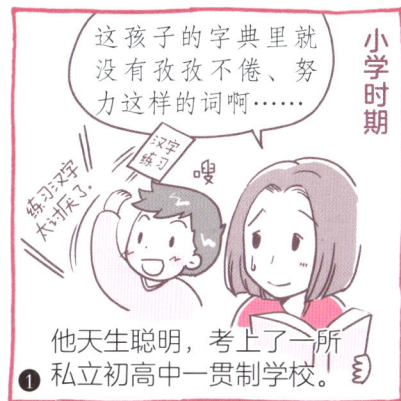

❶ 他天生聪明，考上了一所私立初高中一贯制学校。

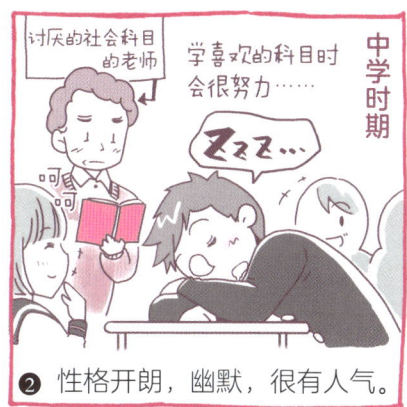

❷ 性格开朗，幽默，很有人气。

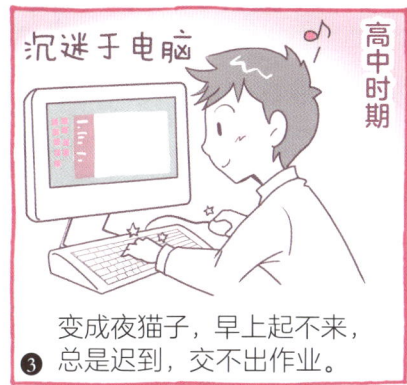

❸ 变成夜猫子，早上起不来，总是迟到，交不出作业。

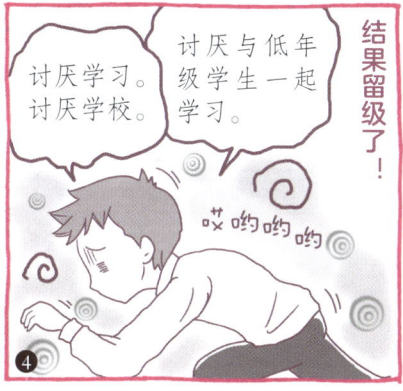

❹ 结果留级了！

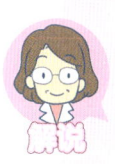

高中第二个一年级的秋天，英治一家三口去了发育门诊。心理咨询师成为英治与父母之间沟通的桥梁。有了第三方，双方能够冷静地进行协商，制订了未来的对策，并根据英治的要求，开始了药物治疗。虽然英治的生活态度有了很大的改善，但还是无法早起。父母会忍不住去训斥，不过心理咨询师建议说："总是翻旧账，就很难前进，也很难建立良好的亲子关系。"最后，一家人的关系逐渐缓和，英治也得到了校方的理解，顺利升入二年级。

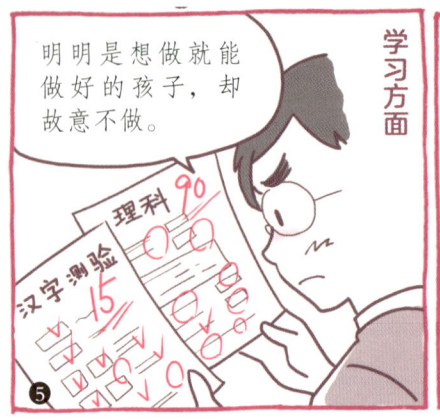
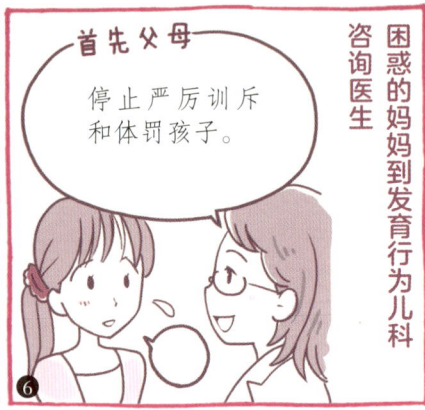
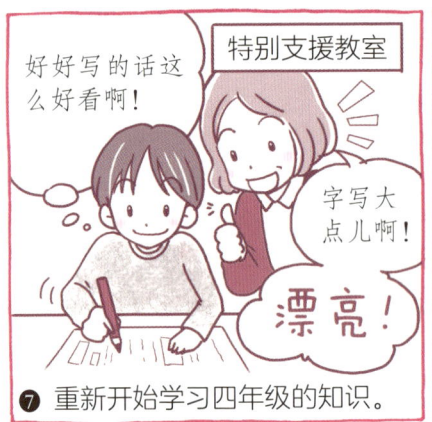
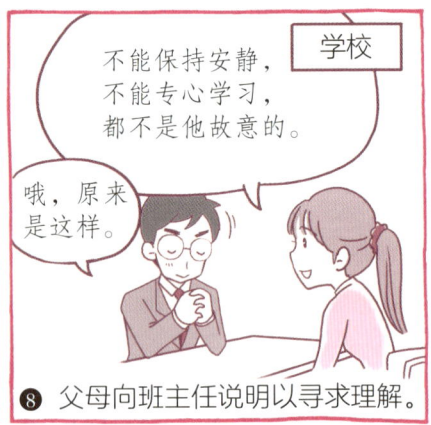
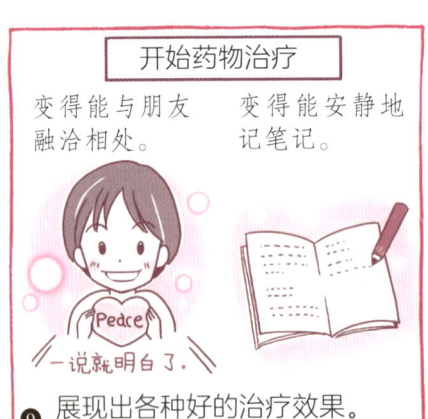
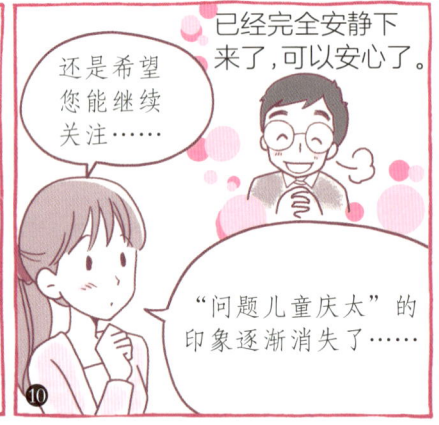

原注 特别支援教室是指老师为在学习上有特殊需要的儿童/学生提供适合其水平的帮助和支持的地方。儿童/学生平时在自己的学校中学习，每周来这里1~2次。

③ 家校协作消除了叛逆和暴力行为

小学五年级生　庆太

庆太的 ADHD 属于胖虎型，多动和冲动特征明显。他与老师、朋友的冲突很多，妈妈总得向周围人道歉，疲惫不堪……

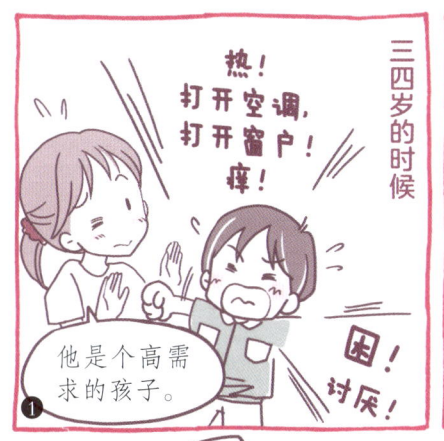

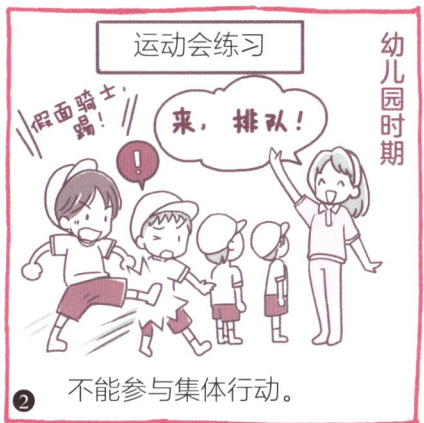

不能参与集体行动。

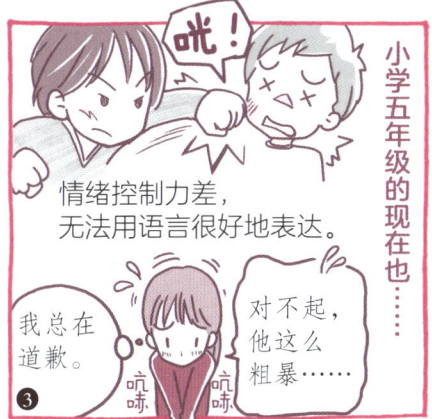

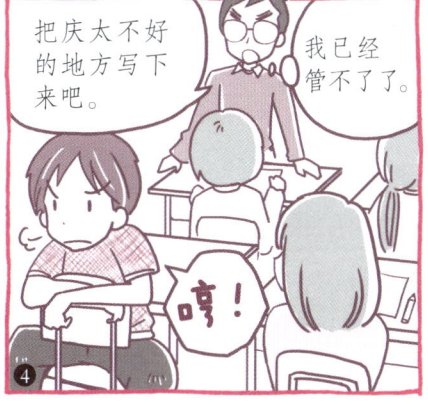

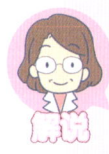

因为总被班主任老师批评，小学五年级后，庆太变得越来越叛逆。妈妈根据医生的建议，向老师说明了庆太的 ADHD 特征，改变了应对方式，让庆太在特别支援教室重新学习了四年级的知识，并且开始了药物治疗。之后，庆太扰乱课堂、对抗、暴力等行为逐渐消失，也能做作业了。"问题儿童庆太"终于安定下来了，老师觉得这样就不错。不过庆太在学习方面的落后还没有追赶上来，所以还需要周围人温暖的支持，医生和父母一直在探讨应对的方法。

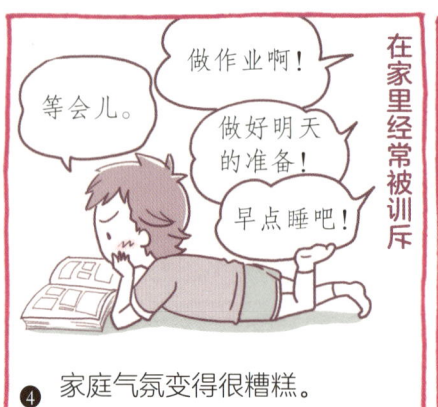
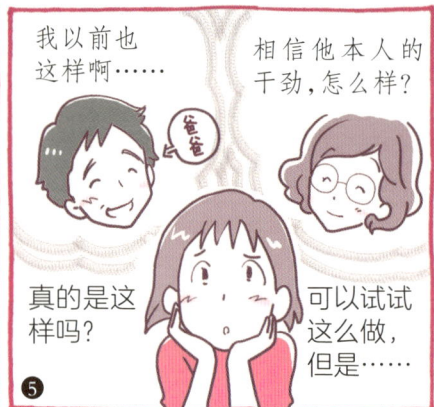
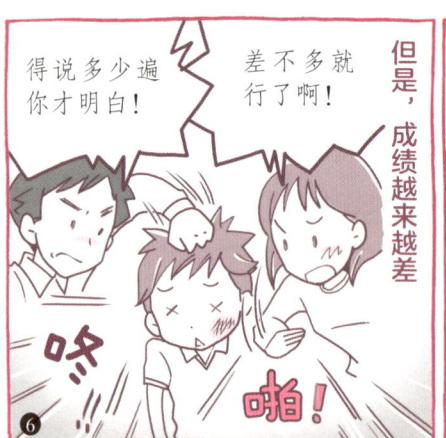
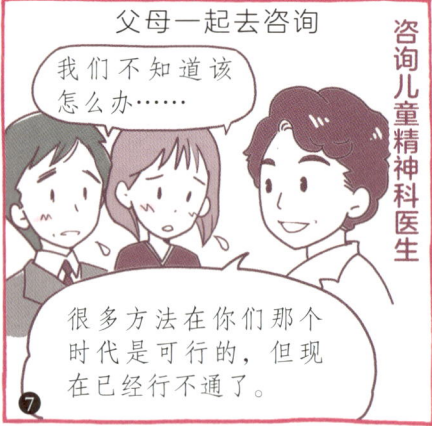
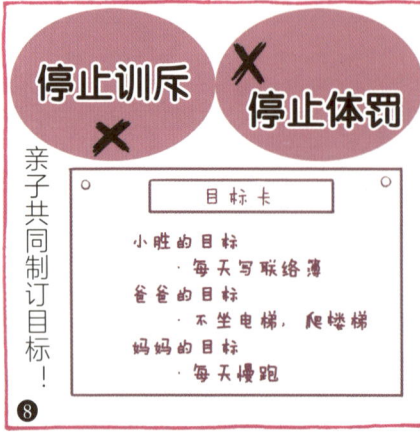
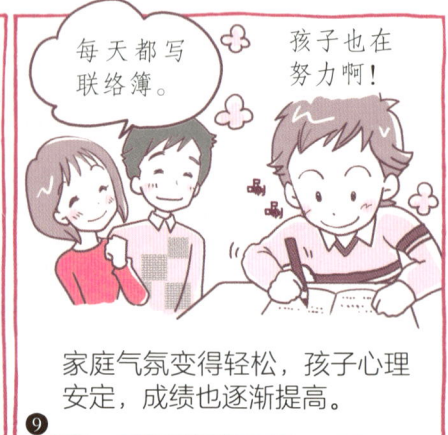

❷ 停止体罚和严厉斥责后，心理安定，成绩提高

小学四年级生　小胜

幼儿园时期，小胜是个活泼的好孩子，但上了小学后他经常丢三落四，不写联络簿，也不学习。越来越多的体罚和斥责让家庭气氛变得很糟糕……

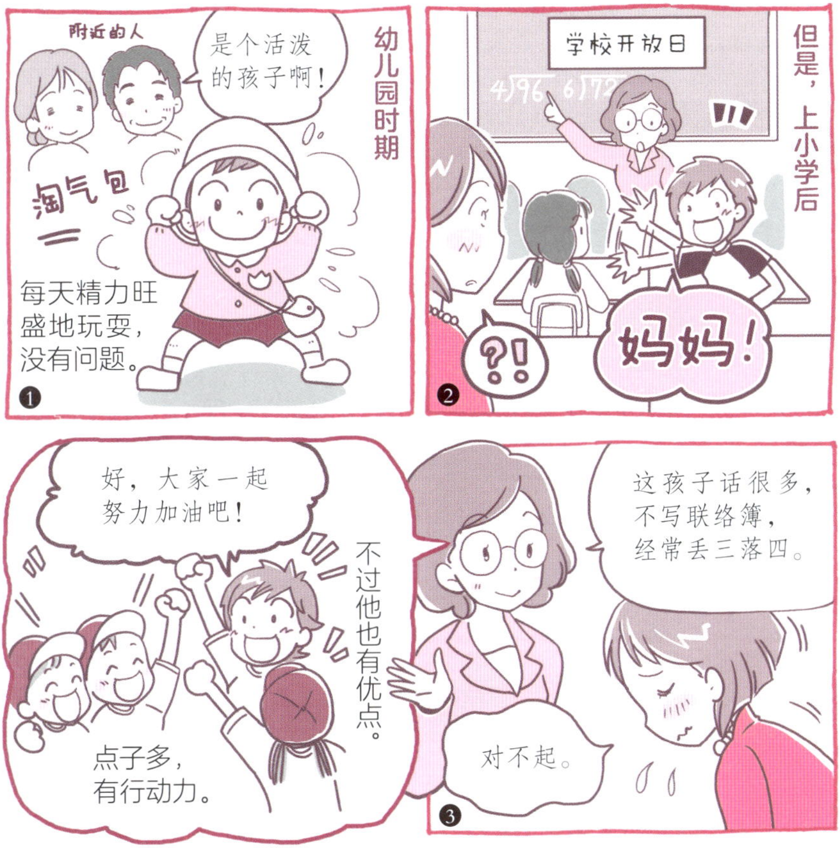

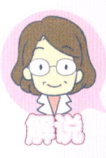

这是夫妻俩一起去儿童精神科咨询，寻求关于 ADHD 的治疗方法之后，孩子的症状明显好转的案例。当小胜的父母明白只有严格管教是不行的，并开始认可小胜的努力时，孩子的自我评价提高了，自己逐渐开始努力了。随着家庭气氛的改善，孩子在学校的麻烦也减少了，能够静下心来学习，这也带来了成绩的提高。像这样，父母正确理解 ADHD 孩子的特征，改变应对方式，孩子就能获得向上的力量。

第 6 章 ADHD 治疗实例集

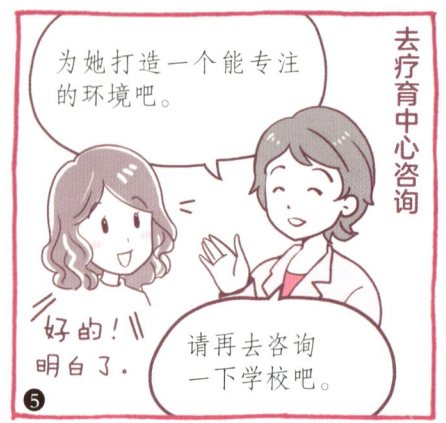
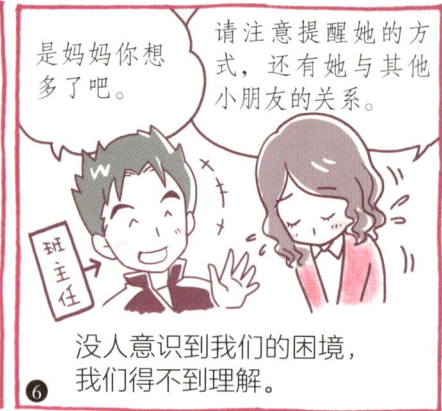
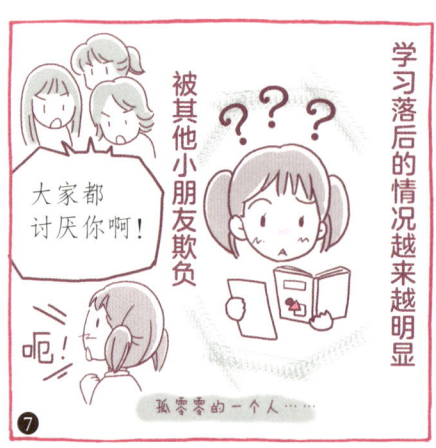
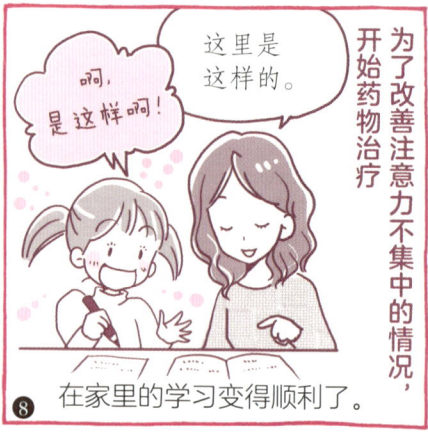
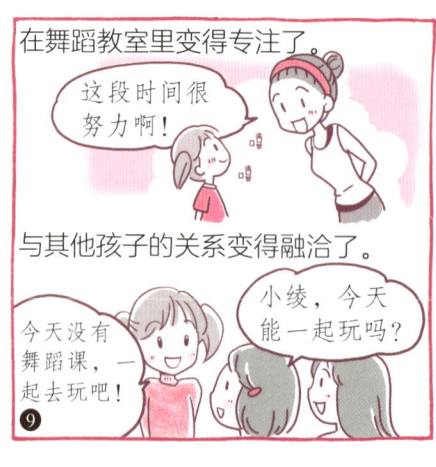
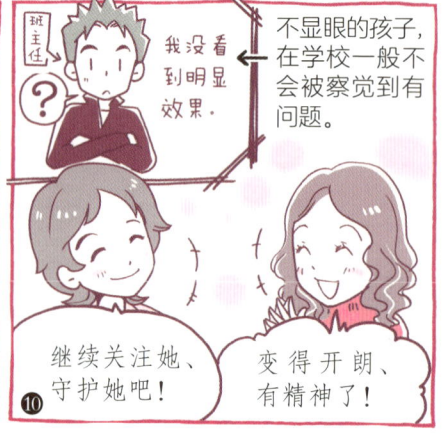

❶ 整天心不在焉，总是被欺负，药物治疗后变得开朗、阳光

小学三年级生　小绫

总是心不在焉、注意力不集中的小绫上小学后，学习成绩逐渐落后，被其他小朋友排斥，处境艰难……

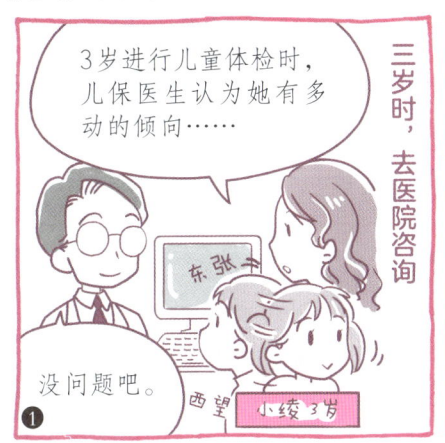

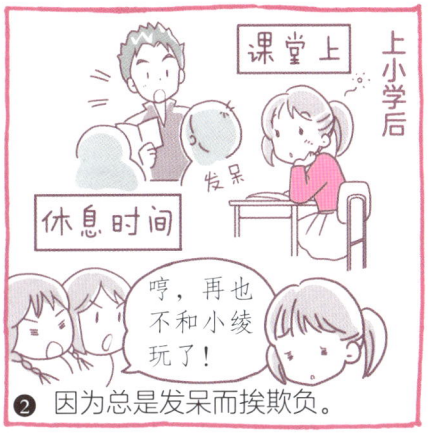

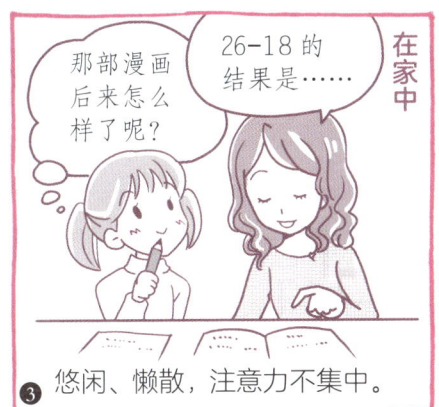

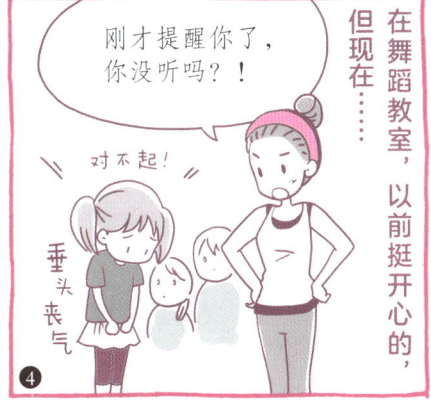

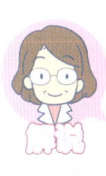

❶ 三岁时，去医院咨询

"3岁进行儿童体检时，儿保医生认为她有多动的倾向……"

东张西望　小绫3岁

"没问题吧。"

❷ 因为总是发呆而挨欺负。

上小学后　课堂上　发呆

休息时间

"哼，再也不和小绫玩了！"

❸ 悠闲、懒散，注意力不集中。

在家中

"那部漫画后来怎么样了呢？"

"26-18的结果是……"

❹ 在舞蹈教室，以前挺开心的，但现在……

"刚才提醒你了，你没听吗？！"

"对不起！"　垂头丧气

注意缺陷型的孩子不会使用暴力，也不会干扰课堂，所以即使去找学校的老师咨询，老师也只会说"是妈妈你想多了吧"。非常遗憾的是，周围的人都没有意识到孩子本人有多么不容易。小绫的情况是，因为老师不予理睬，她的状态越来越糟，所以家长才开始了药物治疗。自从开始吃药后，她的学业和朋友关系都有所好转，表情也变得明朗起来。今后我们也要注意观察、好好守护她，以免她因为学习上的落后而被孤立或是自我评价降低。

第6章

ADHD 症状稳定的 5 个孩子

ADHD 治疗实例集

如前所述，只要周围人给予 ADHD 孩子恰当的应对，孩子的症状就会变得不明显。本章介绍了通过周围人正确的应对和药物疗法，ADHD 孩子的症状得到改善的案例。

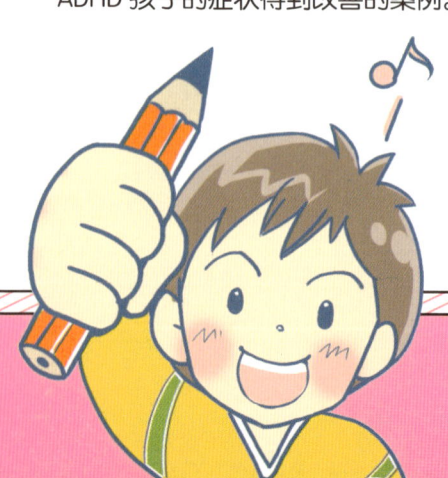

正确使用药物，能帮助孩子乐观、积极地生活。

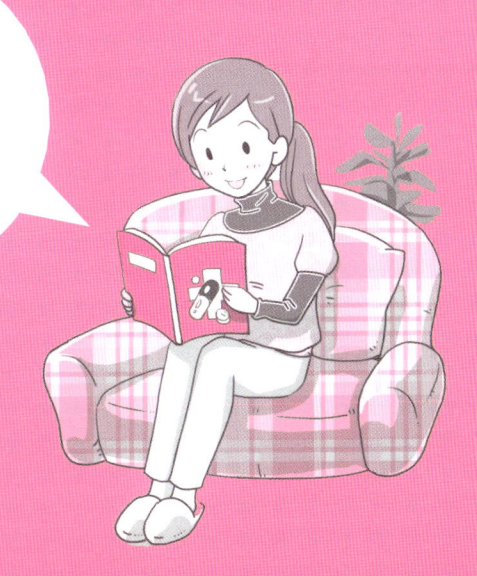

药物效果评估表

药物治疗开始后，在笔记本上记录变化

	第1节	第2节	第3节	第4节	午餐	第5节	第6节
科目	数学	语文	理科	音乐		美术	美术
课堂准备	3	4	3	2	2	3	3
听老师讲课	3	4	3	2		2	2
解决问题	2	3	3	1	2	3	2
观察事项 有无食欲， 有无头痛/ 腹痛	在休息时间与大家一起很好地玩躲避球。 午饭剩了一点。						

1. 需要努力　2. 稍好一点　3. 尚可　4. 好　5. 非常好

在家里准备一个笔记本，记录每天的服药量、服药时间、效果、副作用和睡觉时间等。即使不确定某个表现是不是药物引起的变化，也要把注意到的事情记录下来，哪怕是很小的变化。为了了解药物对孩子在学校的表现是否有效果，家长可以制作一份如上的记录表，请班主任老师帮忙记录，同时还要请其他老师协助。药物的效果会因时间而异，所以最好是按"第1节课是……""第2节课是……"这样来观察孩子的状态。

服药后一开始可能完全没有效果，也可能只有细微的变化，但是这些信息有助于医生调整药物剂量。在与医生面谈的时候带上这些记录，有助于医生判断药物疗效。

当药物剂量达到适合孩子的程度时，有时会出现明显的效果。每个孩子的药物需求量不同，让我们仔细观察吧。

● **苯丙胺的给药方法**

与盐酸哌甲酯一样，苯丙胺也是一种被称为中枢神经兴奋剂的药物。

截至 2020 年 7 月，该药仅适用于 6~18 岁的儿童。

每天早上服用 1 次。效果持续约 12 个小时。

与盐酸哌甲酯一样，患者需要在日本 ADHD 合理流通管理系统登记。每次在药房开药时，患者都必须在提交处方的同时出示带有 ID 号的诊疗卡和身份证明。

目前，苯丙胺只有在其他 ADHD 治疗药物效果不佳时才使用。在欧美它被用作一线治疗药物。

副作用包括食欲不振、失眠、头痛和恶心等。

"药物假期"

家长每六个月咨询一次医生，由医生设置"药物假期"。孩子如果一周不服药也没有太大的变化，学校生活也过得挺好，则可以停止服药。孩子如果停药后又恢复到原来的状态——注意缺陷、多动和冲动，那么就有必要再服药一段时间。与判断效果的停药期不同，"药物假期"最好设置在每年 1~2 次的长假时。

● 胍法辛的给药方法

胍法辛每天服用 1 次。晚饭后服用效果会更好。该药是片剂，可能比盐酸哌甲酯等胶囊更容易服用。服药后 1~2 周内即可看到效果。

副作用可能包括走路不稳、头晕、头痛、直立性症状和心动过缓等。有人可能会抱怨有困倦、乏力或迷迷糊糊的表现。如果出现晕厥的情况，请立即咨询医生。需要注意的是，不要脱水。

胍法辛原本是一种降压药。

● 盐酸托莫西汀的给药方法

盐酸托莫西汀的剂型有胶囊、口服液和片剂。口服液对于不能吞咽胶囊的孩子很有用。服用剂量还可以精准调整。该药的味道略浓，与牛奶等混合后似乎更容易服用。

盐酸托莫西汀每天服用 2 次，服用时间是早餐后和晚餐后。在固定的时间服用不容易漏服。服用剂量从少量开始，逐渐增加到每天每千克体重 1.2~1.8 毫克的维持剂量。服药后一开始效果可能不明显，第二周开始逐渐起效。盐酸托莫西汀全天有效。该药还可以提高睡眠质量，使人睡得沉，早起醒来后感觉很轻松。

副作用可能包括轻度食欲不振、恶心、腹痛、腹泻和嗜睡。

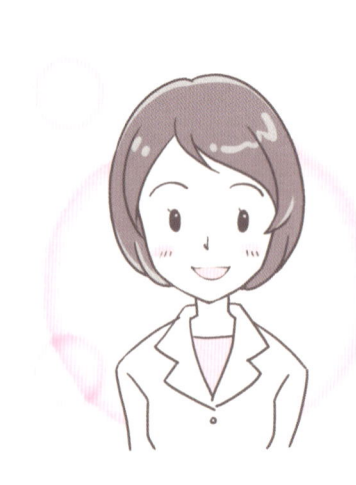

> 刚开始服药时效果可能并不明显，但即使是很小的变化，我们也不要错过。

ADHD 治疗药物的给药方法

> 重要的是在用药过程中仔细观察，咨询医生，从而保证正确服药。

哪种药更好取决于孩子的特点。

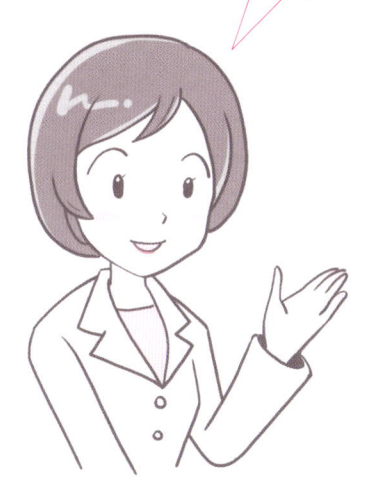

● **盐酸哌甲酯的给药方法**

盐酸哌甲酯是一种药效持续约 12 个小时的药物。该药被装在特殊结构的胶囊中，咀嚼、切开或压碎后服用会影响药物效果。

服药时间是通过从上课开始的时间倒推药物起效的时间决定的。家长可以让孩子在"上午 7 点"等固定的时间服药，仔细观察孩子一天的情况。

第一次服用时，请从 18 毫克开始。观察孩子在学校和家庭中的表现，遵医嘱增加剂量。当达到满意的效果时，可以将此剂量确定为维持剂量，持续服用。

常见的副作用有食欲不振（尤其是午餐时）。食欲下降在刚开始服药的一段期间内最为明显，之后会逐渐改善。

如果孩子虽然不怎么吃学校的午饭，但晚饭吃得挺好，那家长可以先观察看看。此外，孩子还有可能出现夜间入睡困难的情况。如果孩子的就寝时间较晚，则需要往前调整服药时间。其他副作用包括可能会加重眨眼、舔嘴唇等抽动症状。

当然，在使用这些药物之前，调整适合 ASD 孩子生活的环境是必不可少的。

盐酸哌甲酯、盐酸托莫西汀、胍法辛是给 6 岁以上的 ADHD 儿童和成人使用的药物。到底哪个药更好，父母需要咨询医生，根据孩子的行为特点选择合适的药物。

● 考虑尝试某种药物时的要点

如果孩子的 ADHD 症状主要出现在学校，那么任何药物都有效。如果在家里也想让药物有效果，则适合选用盐酸托莫西汀或胍法辛。

盐酸哌甲酯不适合有抽动症状的孩子，如果孩子服药后有严重的食欲不振的副作用，建议换用其他药物。

另外，选择片剂、胶囊还是口服液，要看孩子更容易服用哪种剂型，这也是判断要素之一。

严格管理盐酸哌甲酯和苯丙胺

从 2019 年 12 月起，中枢神经兴奋剂盐酸哌甲酯和苯丙胺（参照 134 页）要在日本 ADHD 合理流通管理系统的严格管理下流通，以防不合理流通和药物滥用。

接受治疗的患者在医疗机构填写患者登记同意书，登记姓名、性别和出生日期。1~2 个月后该患者的诊疗卡会被送到医疗机构。患者拿着有 ID 号的诊疗卡在药店开药，同时出示处方和身份证明。

编注 "ADHD 合理流通管理系统"详见书后附录"日文专有名称说明"。

● 改善注意缺陷、多动、冲动

盐酸哌甲酯是一种能增加脑内神经递质多巴胺的量，抑制多动和冲动，改善注意力不集中的药物。每日早上服用 1 次，效果持续约 12 个小时。30%~40% 的孩子会出现食欲不振等副作用。

盐酸托莫西汀是一种能增加脑内神经递质去甲肾上腺素的量的药物，有胶囊、口服液和片剂三种剂型。每日服用 2 次，分别在早饭和晚饭后服用。从开始服用到起效需要 2~3 周的时间，但效果会持续一整天，而且食欲不振等副作用比较少。

胍法辛是一种选择性 α_{2A} 肾上腺素受体激动剂，具有增加去甲肾上腺素的量的作用。每日服用 1 次，通常在晚餐后服用。副作用是会出现困倦、迷迷糊糊、乏力等症状。

当上述药物都没有效果时，我们可以使用苯丙胺。

ADHD 孩子合并 ASD 的情况下，针对攻击性、易怒、易激惹、自伤、多动、焦虑、睡眠障碍等症状，我们可以使用利培酮（商品名：维思通）、阿立哌唑（商品名：安律凡）等抗精神病药物。

> 请咨询医生，确认使用哪种药物。

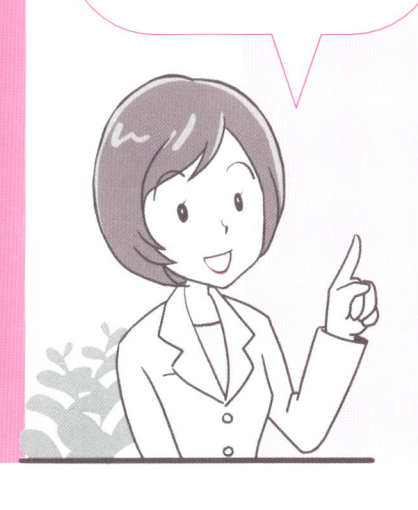

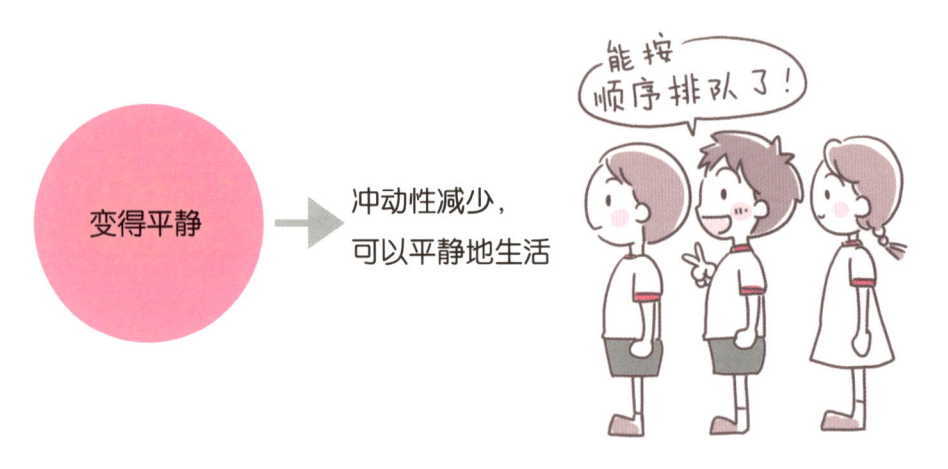

变得平静 → 冲动性减少，可以平静地生活

学会了"等待"，比如能在听完老师的提问后举手回答，学会排队等。对问题的理解力提高了，逐渐能够安静地做作业。

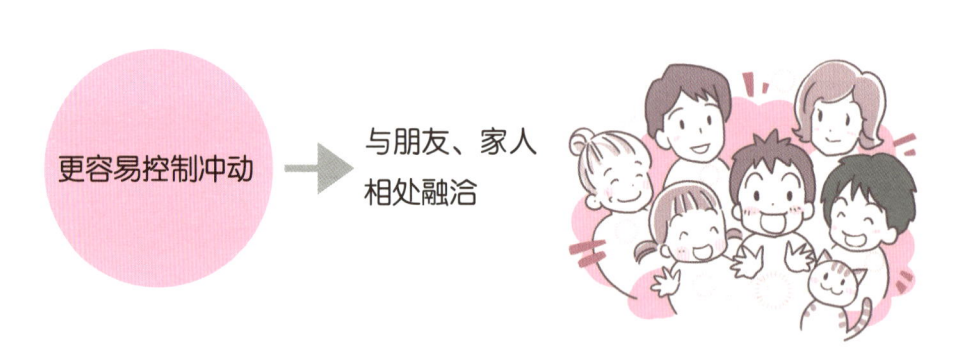

更容易控制冲动 → 与朋友、家人相处融洽

与朋友的争吵变少了，即使生气也能忍住不动手。能够很好地理解老师和父母的指令，反抗的次数减少了，变得听话。

详细了解药物疗法

很多孩子用药后好转

> 很多 ADHD 孩子通过药物治疗提高了自己的能力。
> 请正确理解药物疗法。

● 对 60%~70% 的孩子有效

想要解决 ADHD 孩子的问题，需要调整生活环境，采取适合孩子的心理社会疗法是非常重要的。但是，如果这样治疗没有明显的效果，药物疗法也不失为一个选择。

药物疗法对 60%~70% 的 ADHD 孩子有效。

ADHD 孩子可以使用的药物有盐酸哌甲酯（商品名：专注达）、盐酸托莫西汀（商品名：择思达）、胍法辛、苯丙胺（又名安非他明）等。

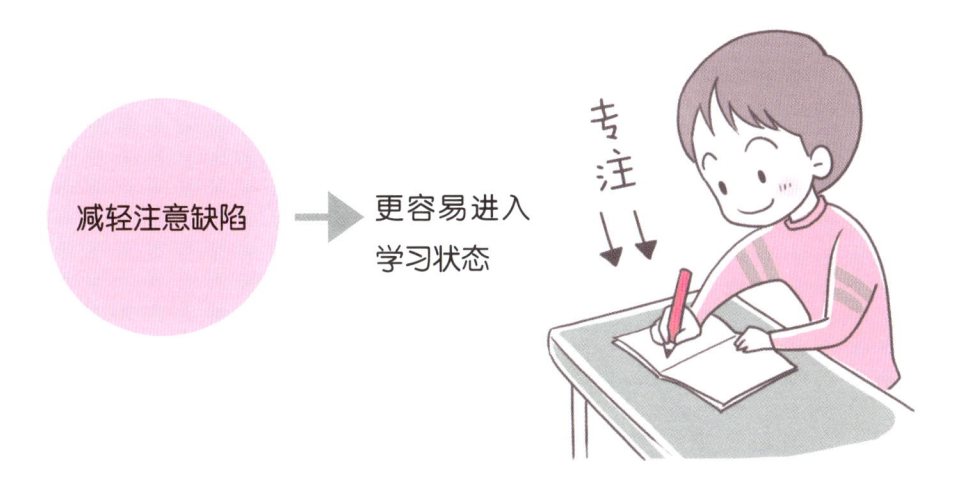

减轻注意缺陷 → 更容易进入学习状态

能够集中精力学习。改善了手的精细功能，字写得更工整。可以自己写联络簿，也不再忘记把学校发的练习卷带回家。

第5章

为了更好地使用药物疗法

有用的药物疗法知识

在欧美，很多时候医生会同时使用心理社会疗法和药物疗法。很好地了解并使用药物疗法，是帮助孩子提高能力的重要环节。

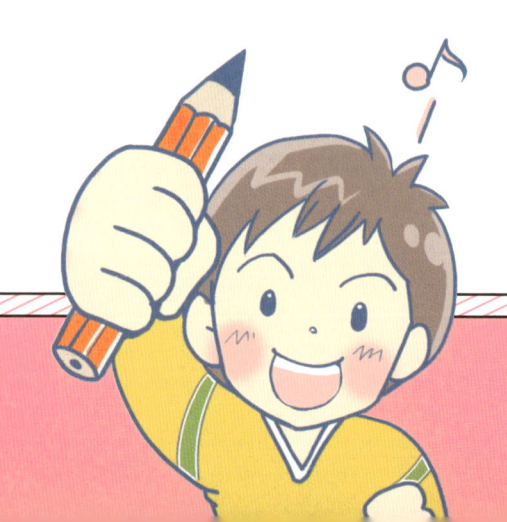

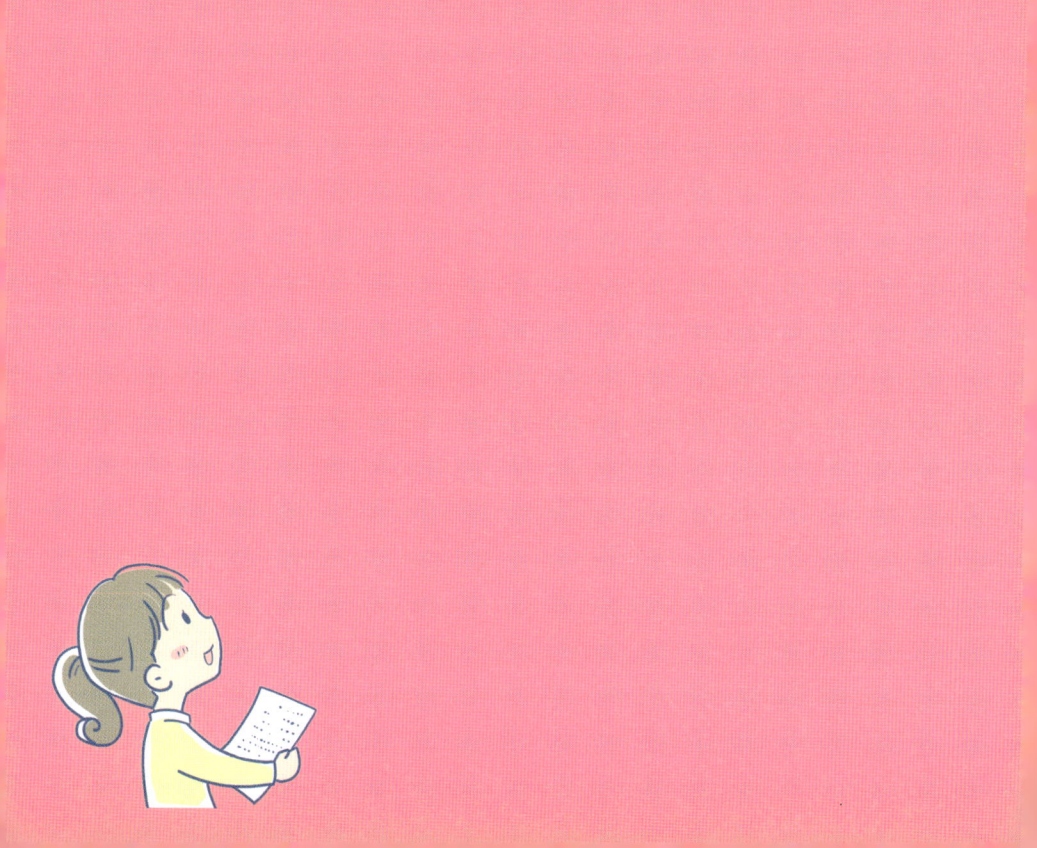

您与其他学科老师的团队合作也很重要。任课老师很容易对有 ADHD 特质的孩子产生消极的反应，那就得由班主任去说明孩子的特征，并给予支持了。

有的老师觉得学生有困难了自然会来求助，但是您必须知道，有些孩子即使有了困难、自己怎么都做不好，也不会来求助。

无论是初中还是高中，我们都要营造一个他们随时可以找老师帮忙的学校环境，因为老师是鼓励、支持孩子的应援者啊！

> 啊，老师，是这样吗？真的啊！

> 所以啊，不交作业的话是要被留级的！

> 虽然他身材高大，但他的心理年龄只有实际的三分之二，不得不再三叮嘱他。

致初中、高中老师们：

他们是一群只要耐心引导就会成长的孩子！

请您成为这些孩子的应援者吧！

您可能会对ADHD孩子感到吃惊，"都是初中生（或高中生）了，为什么连这种事都做不好呢？"但那不是孩子的错。这就如同我们质问近视的孩子"为什么看不见"一样，没办法啊。近视的孩子戴上眼镜就能轻松学习，ADHD孩子也一样，想办法让学习变得容易，他们也能提高能力。

重要的是耐心应对，因为ADHD孩子只有实际年龄的三分之二大。例如，要简单易懂地向孩子说明：初中和小学不同，评价体系也发生了变化，学校会根据定期测验、作业提交情况、听课态度等评估你们，这种"内部评审"关系到高考。无论您给这些孩子什么样的资料，只说"请先读一下"这样的话，他们很难理解，因此，要打印出来并口头说明。

虽然与家长的合作很重要，但是因为您不知道这些孩子是否会把学校发的资料交给家长，所以要通过电话等方式跟家长取得联系。如果家长对孩子漠不关心，很难合作，那就只能请您经常关注孩子了。

● **不要在班会上公开批评他**

当孩子扰乱课堂、和朋友发生冲突时,有的老师会在班会上公开批评他,致使全体同学都谴责他。这种方式不但没有教育效果,还会对孩子产生极大的伤害,要全力制止。

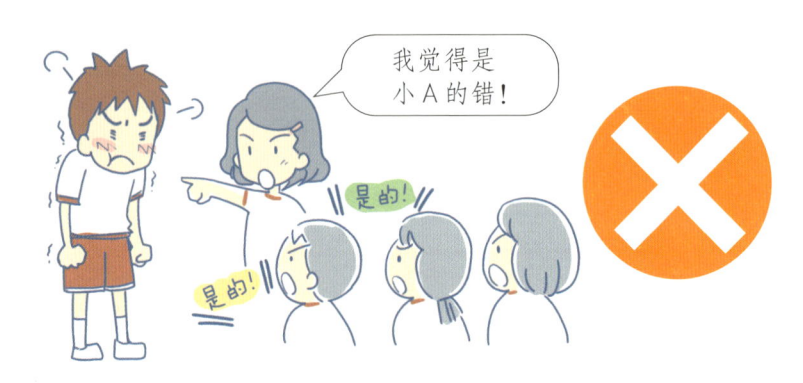

● **让孩子在其他地方休息**

当孩子情绪失控时与他讲道理会激化问题。为了不让孩子被贴上"总是发脾气干扰课堂"的标签,任课老师可以请其他老师把他带离现场,在其他地方休息 20~30 分钟,直到冷静下来。对于其他孩子,老师要教导他们静静地接纳、包容这个孩子。

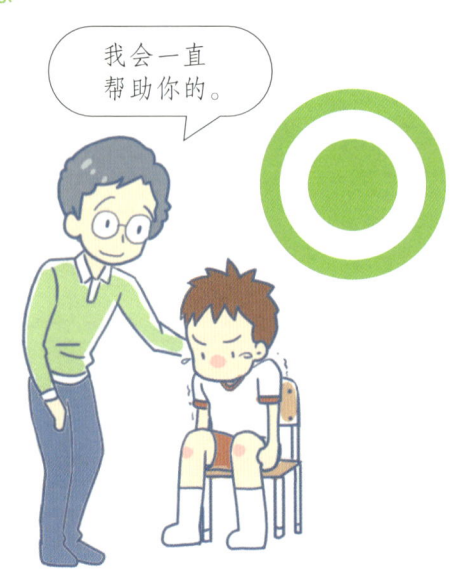

孩子发生冲突时

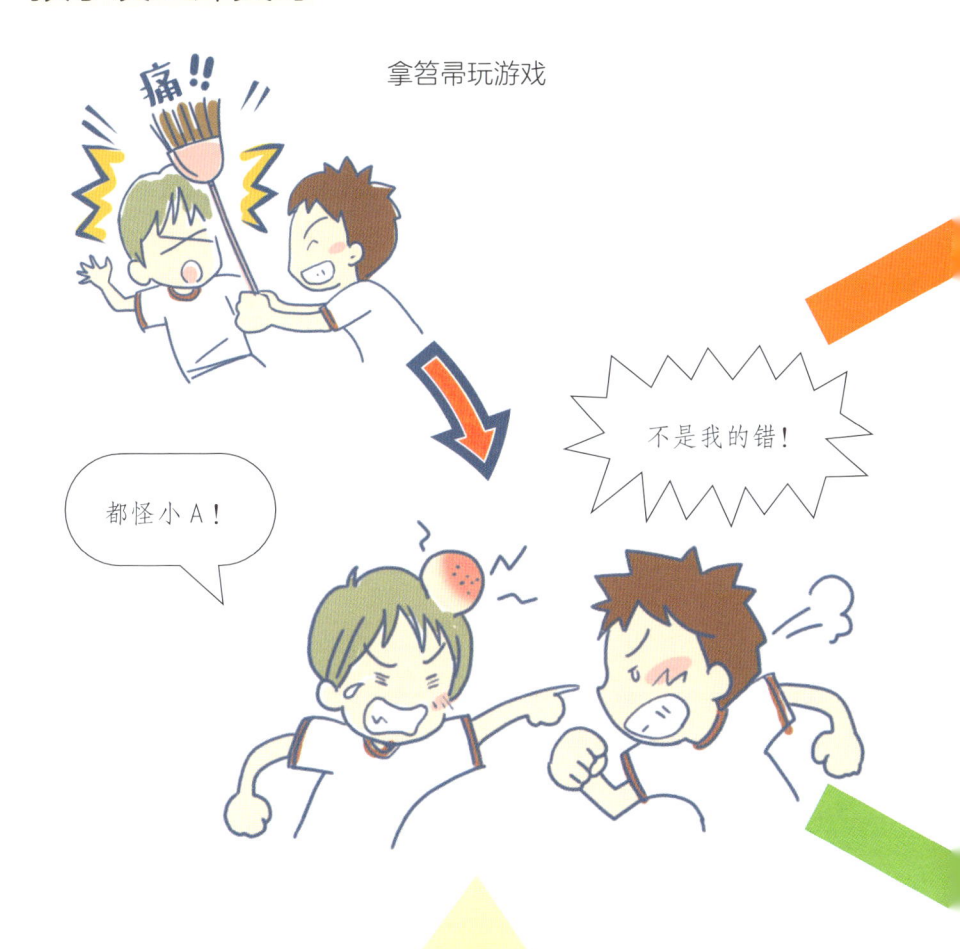

拿笤帚玩游戏

痛!!

不是我的错!

都怪小A!

● **敏锐感知孩子的精神状态**

每个孩子的精神力量、解决问题的能力都大不相同。有的孩子可以不计较一些小事，过好每一天，也有的孩子不擅于转换心情。希望老师启动雷达，敏锐感知孩子的情绪。

对策 7　其他需要关注的事情

● 尽早应对孩子拒绝上学的情况

　　在发现孩子有不想上学的征兆时就迅速应对吧。一般来说，孩子从开始拒绝上学到去专业机构就诊的间隔越短，治愈的可能性就越大。时间越长，孩子因不想去上学而产生的心理负担就越重，问题就越容易复杂化、长期化。有的家长会因为找不到应对孩子拒绝上学的策略而放任不管，但老师不要抱着"稍微观察一下再应对"的想法而拖延。老师向家长提供一些教育咨询所和医疗机构的信息也很重要。

● 掌握药物疗法的基本知识

　　药物很多时候对 ADHD 是有效的，但有的接受药物治疗的孩子不擅于用语言描述药物的效果，因此，为了判断药物的疗效，找到适合孩子的药量，老师有必要帮忙仔细观察孩子在学校的状态并告知家长。老师如果具备药物的效果和副作用等药物疗法的基本知识，也有助于提高治疗效果。药物的效果会随着时间变化而变化。"〇点左右注意力比较集中""第〇节语文课上出现了问题"等，有了这样具体的信息，就更容易判断药物的效果了。

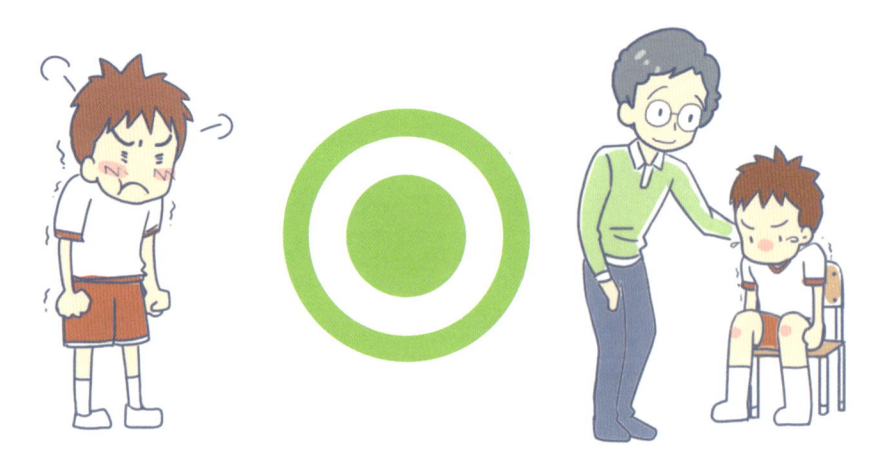

● **考虑使用特别支援教室**

建议老师使用特别支援教室（即以前的"通级指导"），为有特殊教育需要的儿童提供特别支援教育。特别支援教室可以位于本校内，也可以位于其他学校中。孩子通常是一边在学校学习，一边接受特别支援教育。特别支援教育每周约 2~8 小时，提供个别指导和集体社交技能培训。

编注 "通级指导"详见书后附录"日文专有名称说明"。

● **允许使用电脑**

不擅长写字、讨厌书写的孩子很可能也不擅长写作。因此，老师可以允许他们使用电脑减轻负担。重要的是帮助他们提高用语言思考和表达的能力。

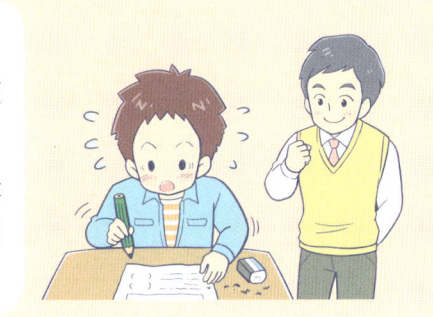

● **学业不良**

在面对因孩子没有取得与其智力水平相应的成绩，理解力差，而对孩子的成绩和学校生活抱有担忧的父母时，老师不要轻易说些安慰的话，"不用担心你的孩子，有比他更困难的呢"，而是要考虑孩子有 ADHD 和 LD 的可能性及相应的对策。

此外，成绩固然重要，但老师要时刻提醒自己，有自信心、有幸福感才是孩子人生的最大目标。

激发竞争意识是提高学习效率的一种手段，但希望老师可以通过一种有趣且快乐的方式激励孩子自我努力，而不是与他人竞争。

● 享受"完成作业"的喜悦

计算和汉字要反复练习才行。然而，对于 ADHD 孩子来说，更重要的是积累成功的经验和保持喜悦的心情，即使练习的数量很少，也比因厌烦而放弃了要好。最好不要给孩子布置与全班同学相同的作业，让他从 2~3 种类型的作业中选择适合自己的去做就行。要经常检查他的作业，这样他就不会陷入"总是不做作业"的困境。

● 不要让考试成为负担

考试时给予孩子足够的时间，打造一个能让孩子专注的环境。在汉字测验中，忽视"顿笔""竖钩"之间的细微差异，给点分数，这可以提高孩子的学习欲望。如果老师用考试成绩、读过的书的数量等图表的形式鼓励学生竞争，那么落后的孩子就很容易失去动力，认为"我不行"。如果你已经这样做了，请在短时间内更换内容，让孩子有"下次继续努力"的想法。

● 充分关注在英语的学习上有困难的孩子

许多 ADHD 孩子在英语的学习上会遇到困难。他们有时只能模糊地记住字母，很难记住单词，不理解语法，因此，老师有必要更仔细地检查他们是否掌握了基础知识。

● 经常检查小组学习情况

　　ADHD 孩子经常相互玩闹、闲聊，不能很好地参与集体活动，因此，老师要避免把容易发生冲突的孩子分到同一个小组。另外，对于那些晃来晃去不知道该做什么的孩子，老师可以事先把要做的事情告诉孩子。老师不能把什么事都交给孩子。让父母时常确认一下任务的进展情况很有必要。

● 指令和板书要更容易理解

　　对于很难理解老师指令的孩子，老师不仅要给予口头说明，还需要把信息写在纸上传递给孩子，或者把写好的东西贴在墙上或笔记本上。另外，有的孩子有书写障碍，不擅长抄写，老师可以建议这些孩子使用智能手机和平板电脑等拍摄黑板上的内容，并打印出来贴在笔记本上。

这样做就能快乐学习

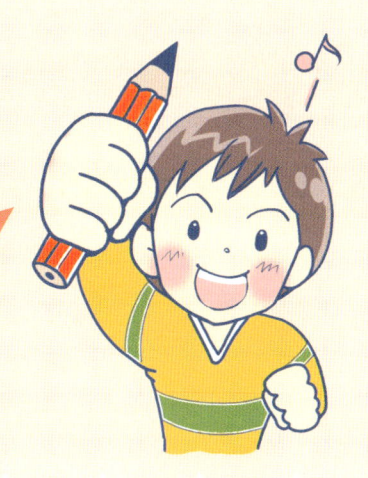

对策 6 为了能顺利学习

> 对有些孩子来说，老师不仅需要关注其 ADHD 表现，还需要关注其 LD 表现。

● **教授整理的方法**

非 ADHD 孩子在二年级时就能做与整理相关的事情，ADHD 孩子在四年级时还做不到，但只要反复地教，ADHD 孩子也逐渐能学会。只靠下达"好好收拾"的指令他是做不好的，要具体地告诉他怎么整理。

● **把大任务分解为小任务**

功课多了，孩子就会失去干劲，因为一看就知道"做不到"。把任务细分成小的部分或者简化，让孩子更容易解决。与其在一张纸上密密麻麻地写满计算题，不如把题分成三份，每份题目放大到一张纸上，然后一张一张地做。即使是制作需要很多步骤才能完成的班级黑板报的任务，只要把步骤简单明了地罗列出来，孩子也能愉快地完成。

● **事先在家里准备不擅长的写作任务**

如果学校突然布置写作任务，有的孩子难以应对，那么老师就提前几天把题目告诉家长。让孩子在家里与父母一起思考要写什么，做好准备。父母可以帮助孩子提出想法、整理写作的形式，除此之外，如果孩子能说出自己的想法，父母也可以帮忙记录下来，之后总结要点。这种方式可以帮助孩子减少对写作的抵触情绪。

对策 5　应对无法保持安静的方法

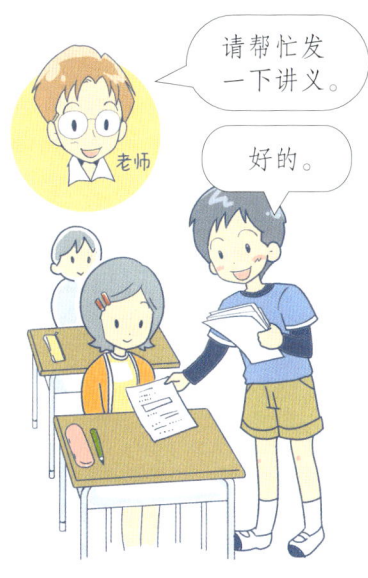

●想办法让孩子在上课时也能活动身体

ADHD孩子无法保持安静不动，他们要比我们大人想象的更不擅长保持不动。在可能的情况下，想办法让他们活动活动身体。例如，帮着发资料；委托他去教职员办公室办事；在教室的前后设置工作站，让他在那里做任务；到黑板前解答问题；在上课过程中做伸展运动等。请试着规划出能活动身体的时间。

> 请帮忙发一下讲义。
> 老师
> 好的。

●尽可能多地表扬孩子

在孩子做得很好时，老师可以鼓励他说"真棒！保持这个节奏""搞懂了""做得不错"，也可以就具体的事情积极地表扬他"字写得很好""认真计算了呢，都对了"。"昨天你很努力啊"，这样的表扬明明很好，如果加上"今天怎么就不做了呢……"就不好了，诸如此类，不要在表扬中加上否定的话语。

●让孩子抱有期待

"练习完不擅长的汉字后，可以读一读喜欢的书"，像这样告诉孩子，让他知道在完成需要付出努力的任务之后，还有自己喜欢的事在等着，他才会有干劲。

"只要努力做完数学题，休息时间就可以与大家一起玩躲避球了"，让孩子抱有期待。

对ADHD孩子来说，让他期待下个星期或是下个月，实在是太遥远了，他体会不到真实感，因此，尽量把期待设定在较近的时间，如下次休息的时候或者午休时。

● 采用积分制

　　设定简单的目标，完成后奖励贴纸，这样的积分制对一些孩子很有效。目标最好设定为只要孩子稍微努力一点就能达成的，能短时间内完成的，马上就能得到好评的。

　　如下图所示，写下目标并标注积分。对于在课堂上随意发言的孩子，如果能"举手并等待点名"，就画〇；如果举手了，但没被叫到就发言，就画△。〇是2分，△是1分，要经常打分。在联络簿上写下今天获得的积分，再加上家里获得的积分（参照第59页），孩子如果达到了目标的分数就会得到奖励。这需要学校与家庭的合作。

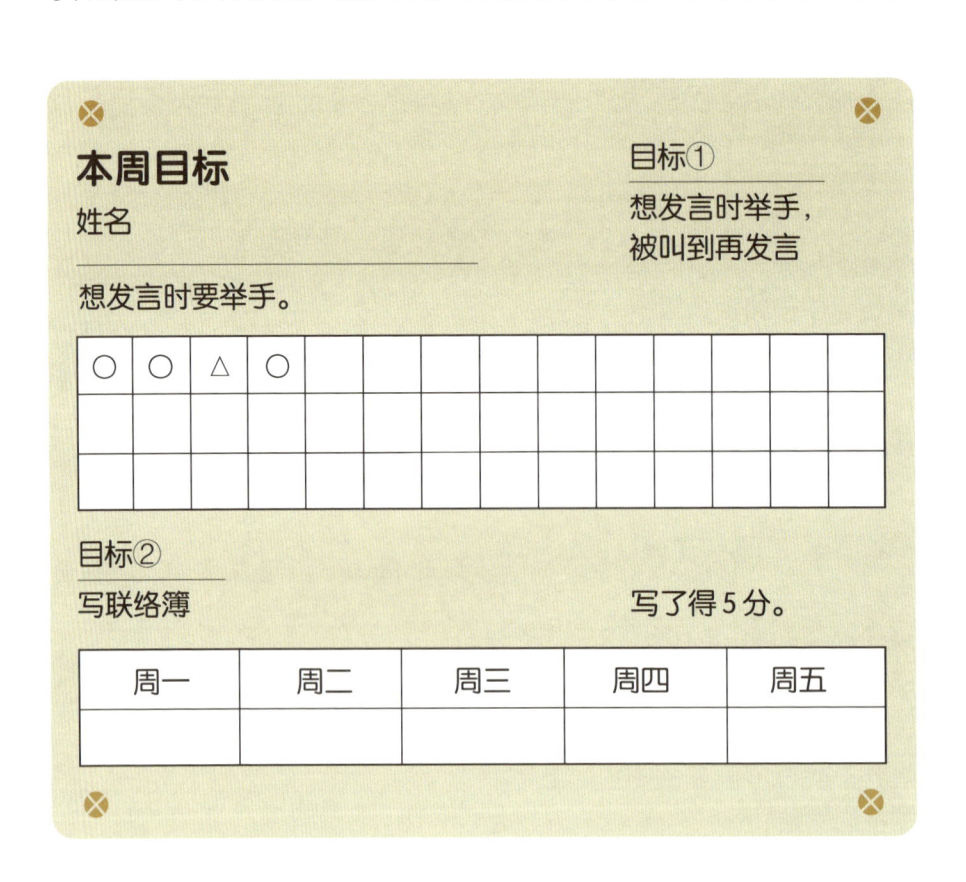

本周目标

姓名 _____

目标①
想发言时举手，被叫到再发言

想发言时要举手。

〇	〇	△	〇						

目标②
写联络簿　　　　　　　　　　写了得5分。

周一	周二	周三	周四	周五

对策 4　激发并保持干劲

●表扬、表扬、表扬

ADHD 孩子需要通过频繁地表扬战胜自己的负面情绪，保持干劲。老师要发现孩子在学习之外擅长的领域，并加以表扬。如果能帮助一直被警告的孩子从自我厌恶中挣脱出来，获得自尊，这将会成为他全面成长的巨大动力。虽然 ADHD 孩子属于"稍微表扬一下就会得意忘形"的类型，但即便如此，也不要吝惜赞美的言辞，要不断地表扬他们。

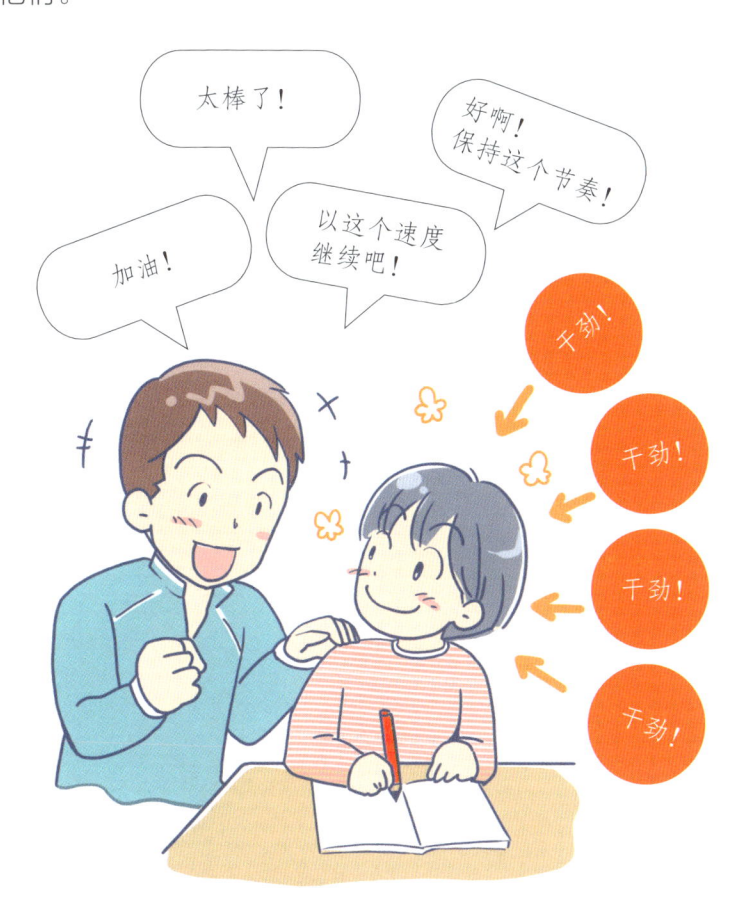

● 活用视觉提示（唤醒记忆的物品）

　　ADHD 孩子真的很容易忘事。即使他在听到指令时觉得"明白了"，但被后排的孩子喊了一声、一站起来或下课铃声响起的瞬间，就会忘得一干二净（大人也是这样）。因此，他经常会被斥责，"我刚刚才说过的！"

　　对策就是为他提供"看得见的信息"。因为 ADHD 孩子很难记住听觉信息，所以我们需要有东西让他想起来，"哦，是这个！"也就是视觉提示。

　　最好的视觉提示就是贴一张纸。对于忘记把东西带回家的孩子，在鲜艳的纸上写上"有没有忘带东西？"贴在教室门上，高度与孩子的眼睛平齐。写联络簿时，把写有"写联络簿"的卡片若无其事地放在容易忘写的孩子的桌子上。

　　对于考试的时候会忘记写名字的孩子，老师可以在试卷写名字的地方贴一张长的便利贴。还有的孩子会在笔记本中随便挑一页就写，那么老师在他的笔记本相应的位置上贴张便利贴，他就可以不跳页了。当然，这样的视觉提示在一段时间后会变得和壁纸一样被忽视，效果可能会减弱。这时老师就需要改变便利贴的颜色或字体，让它焕发新生。另外，帮助孩子学会自己制作视觉提示也很重要。老师可以试着与孩子讨论制作什么样的视觉提示比较有用。

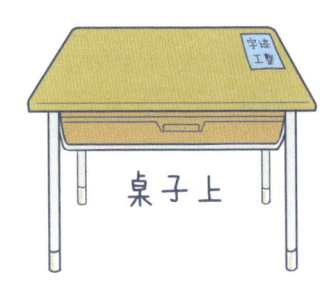

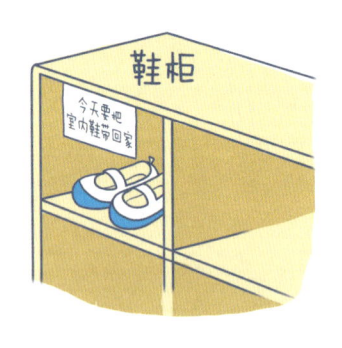

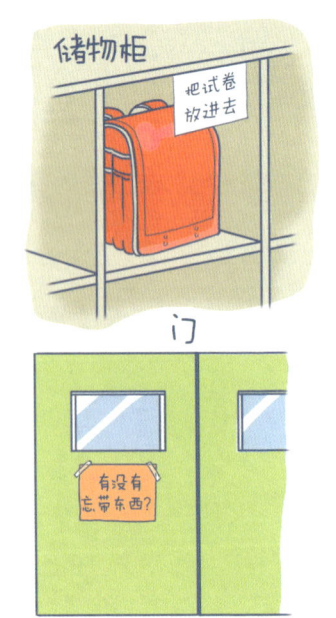

● **班级的规定要简单明确，具有一贯性**

ADHD 孩子不能遵守规则，因此，班级的规定要尽量少而简单。如果 ADHD 孩子无法做到其他孩子能做到的事情，请不要生气，不要说"要说多少次才知道啊！"你可以冷静地多次提醒他。

> 为了便于理解规则，贴在与眼睛平齐的高度

> 尽量保持每天的日程不变

> 变更日程的话，要提前多次预告

● **说话要通俗易懂**

有的 ADHD 孩子虽然听到了指令，但需要花时间理解听到的内容。请尽可能通过缓慢而清晰的口头指令和书面指令（板书或纸质类）两种方式传递信息。请想办法让课堂变得更加生动、有趣吧！

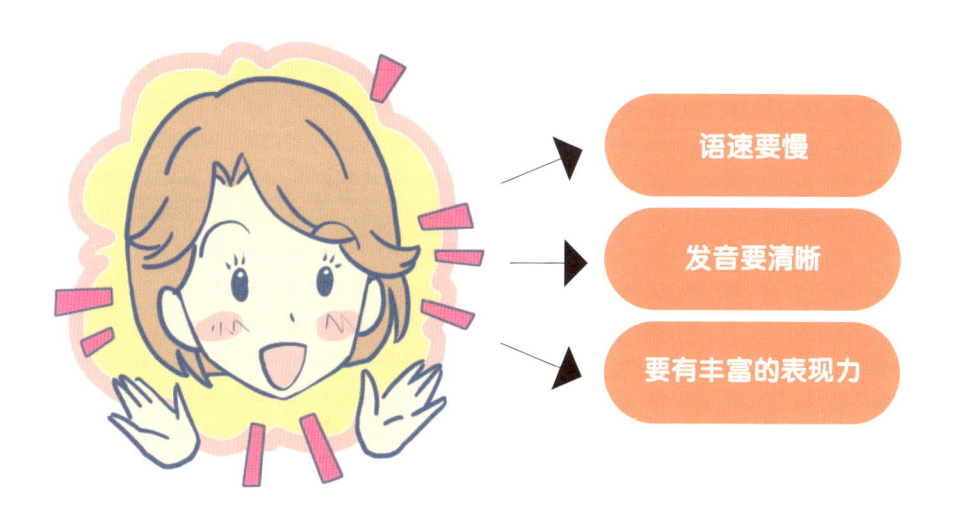

> 语速要慢

> 发音要清晰

> 要有丰富的表现力

对策 3 应对记忆力差的方法

● 早上确认"今天的日程"

为了让孩子记住一天的日程，老师可以在早上与孩子确认当天的大致安排，如果能把这些安排写在黑板上，孩子就更容易理解了。ADHD 孩子如果在同一时间、同一地点做同样的事情，就会做得很好，如果节奏被打乱，就无法集中注意力，因此，日程不要有太大的变化。

今天的日程

● 第二节课 体育
第一节课结束后换衣服，在操场集合
● 上午上课
午餐后打扫
放学前的会议结束后离校

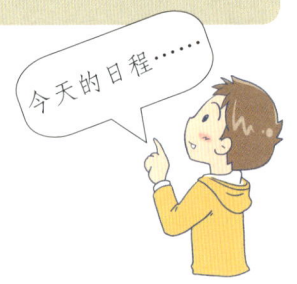

今天的日程……

● 一天结束时，检查联络簿，确认有无遗漏物品

老师每天都要检查确认，真的很费事，但 ADHD 孩子如果没有老师的帮助，就很难完成每天的目标。还有很多初中生和高中生也需要老师提醒。因此，请耐心地继续这样做吧！

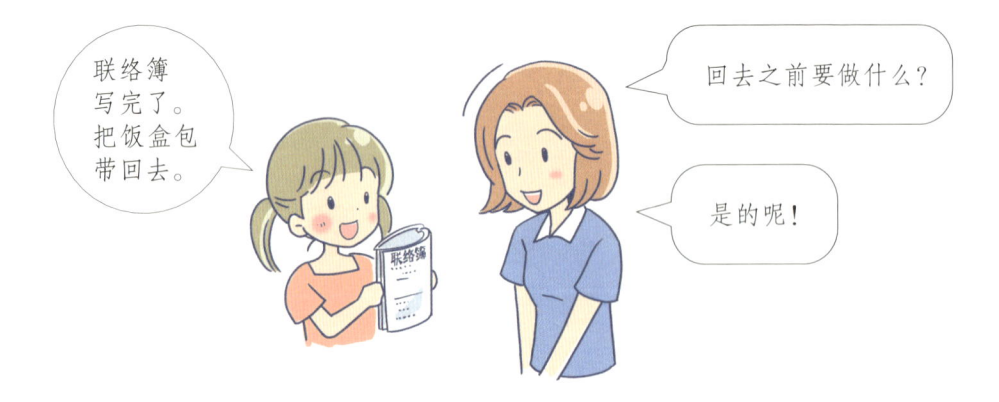

联络簿写完了。把饭盒包带回去。

回去之前要做什么？

是的呢！

● **在做任务的过程中，频繁确认**

经常检查孩子做得好不好。ADHD孩子往往不能认真地读取指令，而是根据自己想当然的理解，按照自己的方式去做。另外，大雄型的孩子无法理解指令，不知道该做什么，迟迟不能开始做任务。特别是在做新任务的时候，他会因为紧张而失去探究的欲望。有时他会忘记带必要的用具，却又说不出来，因此，老师要经常检查并提醒他。

● **注意提醒方式，眼神交流和身体接触都很重要**

老师与孩子事先约定好只有两个人懂的暗号，在孩子东张西望不知道该做什么时，老师可以若无其事地悄悄发出信号，这样可以减少孩子受到警告的次数。这种做法能让孩子享受与老师一起玩秘密游戏的感觉，也能让孩子感受到与老师的一体感，并对老师产生信赖。另外，如果孩子不抵触肢体接触，那么老师可以将手轻轻地放在孩子的肩膀上。老师还可以与孩子频繁地进行眼神交流（目光接触），避免孩子走神。

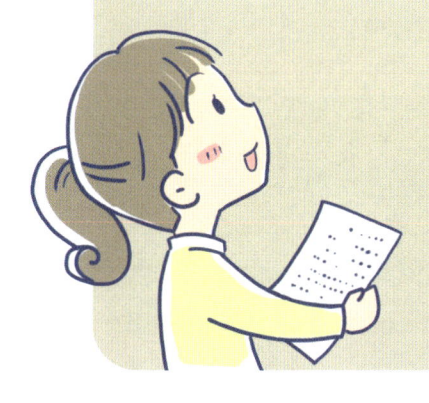

第 4 章 学校老师能做的事

对策 2 每一条指令要简短

不要一次下达多个指令，尽量一个一个简短地下达；不仅仅是口头说明，还可以采用画图、实际示范等多种方法说明。即使是看起来"应该会的事情"，有的学生也搞不明白。因此，老师要经常确认学生"是否知道要做什么"。

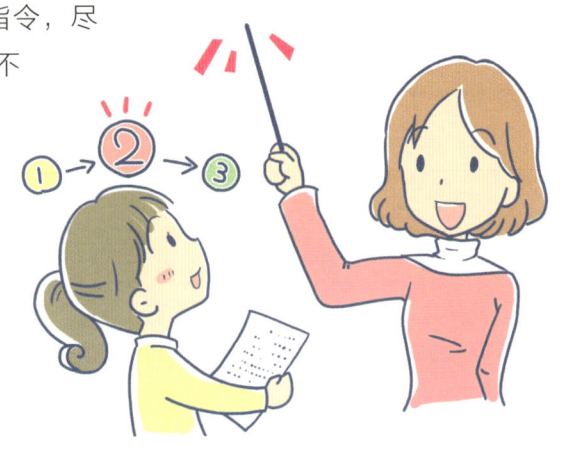

小学高年级的老师通常语速快，板书也偏潦草。不管哪个年级，老师都要注意发音清晰，慢慢地说话。

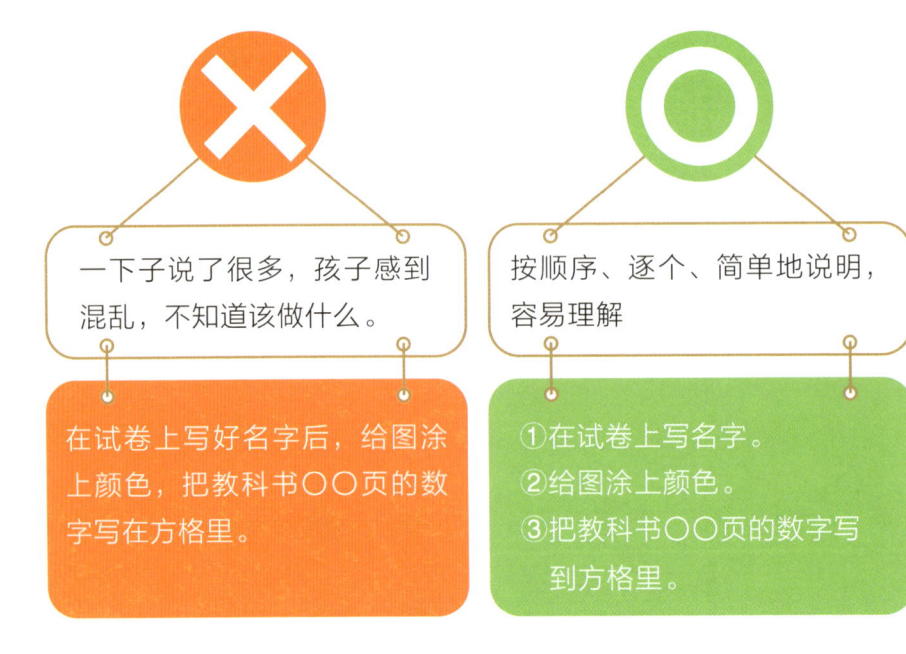

❌ 一下子说了很多，孩子感到混乱，不知道该做什么。

在试卷上写好名字后，给图涂上颜色，把教科书○○页的数字写在方格里。

⭕ 按顺序、逐个、简单地说明，容易理解

①在试卷上写名字。
②给图涂上颜色。
③把教科书○○页的数字写到方格里。

对策 1　打造 ADHD 友好型教室

● 打造一个利于学习且亲切、温暖的教室

整间教室充满了对 ADHD 孩子的关怀，对所有孩子来说这里都是一个温柔的世界。在那里，孩子们可以愉快地学习，不害怕失败，锻炼自己的力量，培养心灵。试着建造这样的世界，怎么样？

让 ADHD 孩子更容易进入学习状态的教室，对其他孩子来说也更有利于学习。

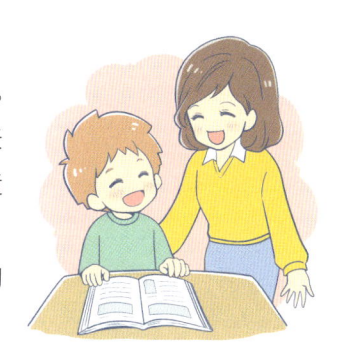

策略① 最前面的中间位置是最合适的地方

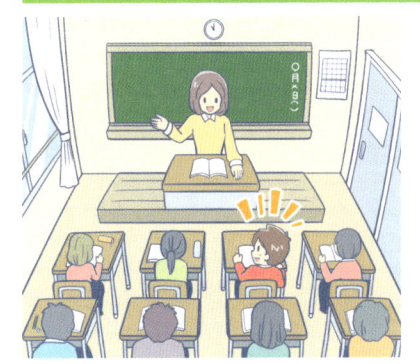

最好把 ADHD 孩子的座位选在教室前面，离老师近的地方（而且要远离窗户）。这样老师可以很容易看到孩子，而 ADHD 孩子看不到其他的孩子，噪声少，不容易分心，容易集中精力，也很容易听清老师的声音。

周围最好有模范生。如果让几个需要老师关注的孩子都坐在前排，他们就会互相干扰，反而会造成混乱。

策略② 教室的装饰要简洁以减少刺激

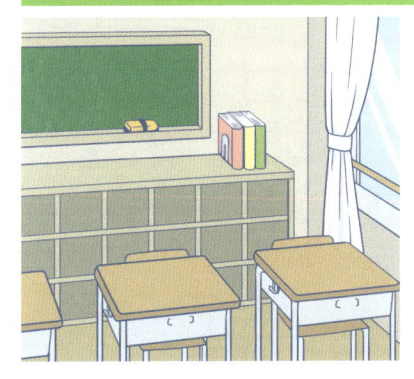

ADHD 孩子很容易受到干扰，无法集中注意力。尽量少在教室墙壁上贴告示，保持教室的简洁。作品展示可以放到走廊里。

即使是轻微的声响也会使 ADHD 孩子分心。因此，最好不要在教室里饲养小动物，如果空调等设备的声音太吵，椅子嘎嘎作响，请马上修理。破损的窗帘和快要断掉的日光灯也要尽快更换。

孩子们在看着老师！

如果老师对这个孩子的行为表现出否定的态度，班里的其他孩子也会跟着附和。老师要记住，孩子们会仔细观察你的态度。另外，ADHD 孩子"对老师很敏感"，因班主任的不同，这一学年可能是美好的一年，也可能是灾难性的一年。

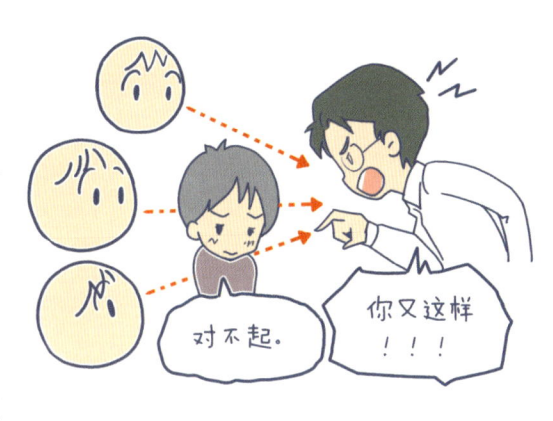

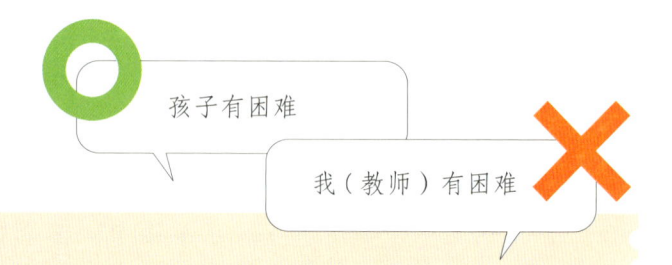

对不起。

你又这样！！！

○ 孩子有困难

✕ 我（教师）有困难

向 ADHD 学生的父母寻求帮助的方法

如果孩子的父母不是很积极地应对 ADHD，你可以这样说："他很有潜力，只是因为无法集中注意力才没有学会""与朋友玩不到一起，他感到很孤单"，等等，体现出"孩子有困难"。

不要说 ADHD，而要说"孩子发育不均衡""他是个好孩子，只是有些行为很幼稚""您可以读一下这本书，也许能了解如何对待孩子"。老师可以给家长介绍书籍，让家长了解 ADHD，逐渐为老师和家长之间的合作奠定基础。

恰当的应对会改变孩子的在校表现

2 制订与 ADHD 学生友好相处的对策

> 留心观察 ADHD 学生的情况，与家长配合，制订应对计划，随机应变。

老师可以将学生的问题行为区分为"①干扰课堂的行为"和"②不干扰课堂的行为"来处理。"①干扰课堂的行为"与其说是一个孩子引起的，不如说是多个孩子一起引起的，后者情况比较多。这时老师要明确规则，让容易发生冲突的孩子分开坐。对于"②不干扰课堂的行为"，老师可以为孩子设定本周的目标。例如，"交作业"，老师可以把作业量控制在不会给孩子造成负担的范围内，一边若无其事地提醒，一边静静地守护。

预防问题行为，关注学习

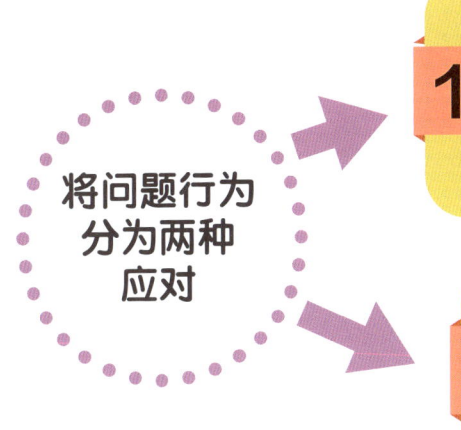

将问题行为分为两种应对

1 干扰课堂的行为
上课时扔东西、突然大声开玩笑等行为

2 不干扰课堂的行为
注意力涣散、不停地动、迟迟不能开始写作业等行为

特别支援教育

日本从 2007 年开始实施特别支援教育，在法律上规定要对每个孩子提供必要的教育支援。例如，利用特别支援教室（参照第 143 页），进行个别授课（准备适合孩子能力的教材，进行在规定时间内能完成的学习内容的授课）。另外，根据地方政府的不同，允许孩子使用平板电脑拍摄课程内容、提交电子报告；为了方便阅读障碍的孩子，使用彩纸和放大的教科书等；对于难以集中注意力的孩子，给予座位上的照顾。

此外，2016 年，日本施行《消除残疾人歧视法》（「障害を理由とする差別の解消の推進に関する法律」），推进了对发育障碍儿童的合理支援。

编注 在我国，《残疾人教育条例》于 1994 年颁布，于 2017 年修订，对保障残疾人受教育的权利、发展残疾人教育事业发挥了重要作用。《残疾人教育条例》中指出：残疾人教育应当贯彻国家的教育方针，并根据残疾人的身心特性和需要，全面提高其素质，为残疾人平等地参与社会生活创造条件。

"特别支援教育（特别支援教室）"详见书后附录"日文专有名称说明"。

理解 ADHD 孩子的父母

不是父母的养育方式不好

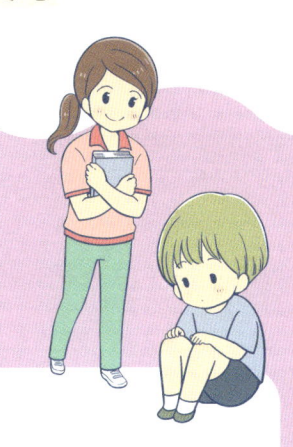

● 因养育 ADHD 孩子而疲惫不堪的父母

老师必须时刻意识到，孩子有 ADHD 并不是因为父母的养育方式不好。ADHD 孩子的妈妈可能会容易生气、归咎于人或无精打采。她可能是在与很难搞定的 ADHD 孩子的长期接触中变成这样的，也可能是在与跟孩子有极其相似特质的爸爸的相处中变成这样的。如果老师能成为理解家长的人，这对家长是最好的鼓励。老师如果与家长的沟通不顺利，就要尽快咨询学校临床心理士，一起想办法。

● 警惕依恋障碍

不过，ADHD 孩子也确实存在家庭环境有问题的情况。有的孩子来自单亲家庭，有的孩子遭受着家庭暴力，他们需要学校提供帮助。因此，老师有必要在与相关机构合作时谨慎行事。

在这样的家庭中长大的孩子有可能出现依恋障碍。另外，有的父母自身也有发育障碍，还有的父母从来没有充分得到过自己父母的爱。在这种情况下，不恰当的养育方式会代际延续。老师在为孩子提供帮助的同时，要留意这些家庭背景。

● 不要使用否定人格的语言

在提醒 ADHD 孩子时，老师不要大声呵斥，不要情绪化，更不要使用放任不管的语气，而是以简单易懂的方式平静地告诉他需要注意的事情。老师应该提醒的是孩子的行为，而不是人格。

情绪化的训斥会导致 ADHD 的继发性障碍。

另外，胖虎型孩子的问题行为明显，很容易被老师看到；大雄型孩子的问题行为不明显，老师容易忽视他的困难，请一定要注意。

预防继发性障碍，不要情绪化！

为什么同样的话要我说好几遍？

为什么你连这种事都做不好？

我真差劲。

老师生气了。

↓

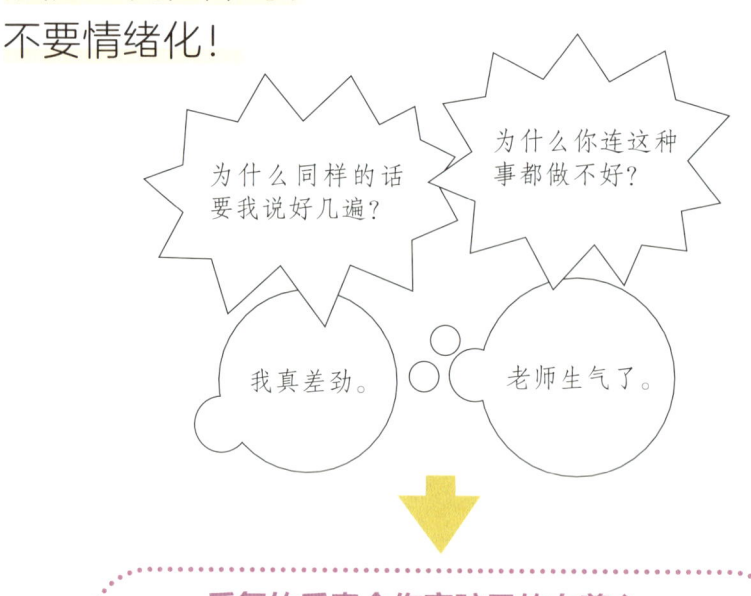

反复的斥责会伤害孩子的自尊心，孩子会降低对自己的评价，丧失干劲。

↓

导致继发性障碍
（欺凌他人，逃学，学业不良，患抑郁症、焦虑障碍）

1 最起码要了解的 ADHD 的事

ADHD 孩子并非没有"努力"和"干劲"

> 通过 ADHD 这个标签,老师就能理解被认为是"熊孩子"或"问题儿童"的孩子为什么会做出这样的行为。

● 看不见的障碍

ADHD 与其他障碍的不同在于,它是一种看不见的障碍。虽然 ADHD 孩子看起来与非 ADHD 的孩子没有什么不同,但 ADHD 孩子的学习态度和生活习惯都有问题,无论别人怎么提醒都无济于事。因此,人们会很自然地想,"为什么这个孩子不能正常做到这一点?"会质疑他的性格,"他是不是很任性?"会认为是他的家庭存在问题,是他的父母没有很好地管教他。

实际上,ADHD 孩子与非 ADHD 的孩子有很大不同。假设一个非 ADHD 的孩子做某事需要付出一倍的努力,那么 ADHD 孩子则需要付出二三倍的努力。这并不意味着他们懒惰、缺乏动力或不努力。

理解 ADHD

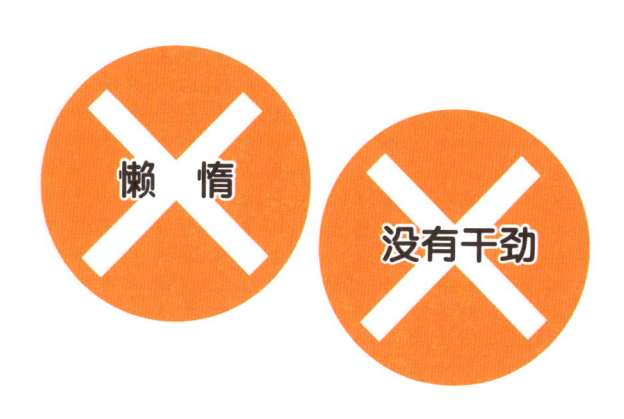

❌ 懒惰　　❌ 没有干劲

第4章

在学生陷入被霸凌、拒绝上学之前能做的事

学校老师能做的事

孩子如果遇到了能够理解并应对ADHD的老师，即使之前被认为是"熊孩子"，也能慢慢地成长。请老师与家长一起守护ADHD孩子吧。

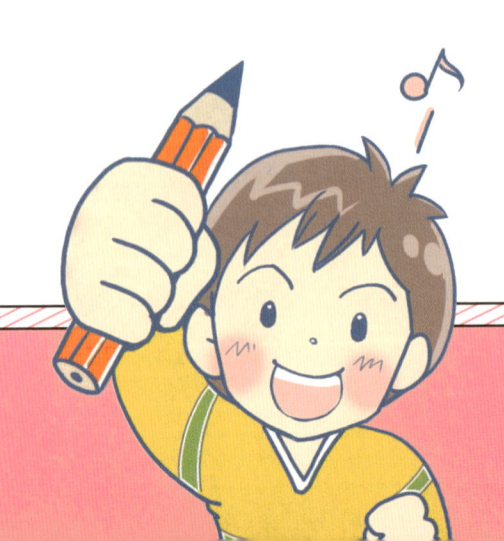

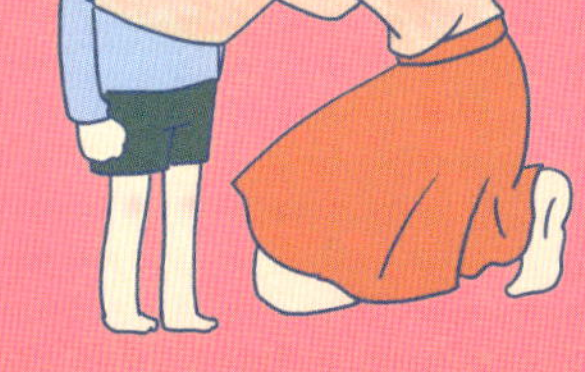

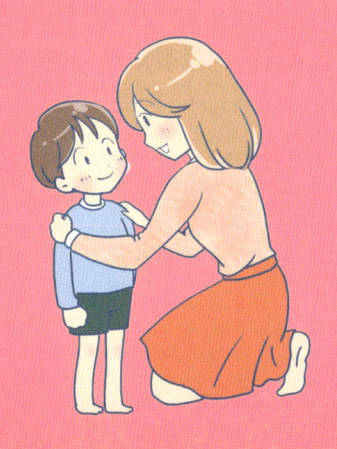

● 慢慢地与其他"宝妈"成为亲密的朋友

你如果有可以倾诉育儿艰辛的"宝妈"朋友，就会感到安心。你如果没有周围人的帮助，就无法了解孩子的情况，因此，结交亲密的"宝妈"朋友很重要，但我们很难看出到底谁是值得信任、可以好好商量的人。因此，具体事宜最好去咨询专业人士。重要的是，要慢慢地找到亲密的"宝妈"朋友，但不要急于交心。

● 没有必要全盘托出

虽然你们不是很亲近，但人家很担心你，你就不知不觉地说出"孩子被诊断为 ADHD，连这样的事情都办不到"之类的话。其实没有必要告诉不熟悉的人孩子得了什么病，只需解释一下，"我去找医生咨询了，孩子确实不擅长做这样的事情，医生建议我应该这样做"，这样就可以了。

● 如果孩子出了状况，不要假装不知道

胖虎型的孩子经常会与朋友发生冲突。最让其他家长反感的是，当一个孩子犯了错误时，这个孩子的父母假装不知道。父母要明确表示自己关注到了孩子的行为，并告诉其他家长："我们正在进行咨询，如果有什么事情发生，请告诉我。"

向朋友（同是有 ADHD 孩子的妈妈）寻求帮助的方法

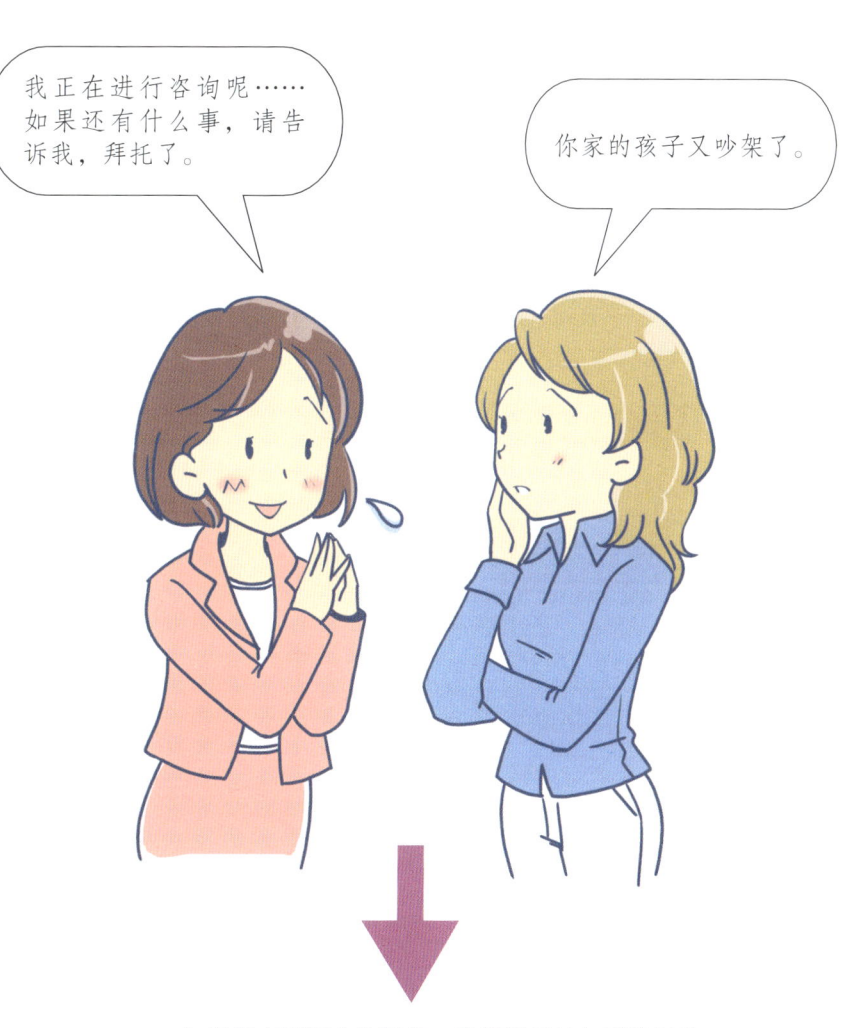

> 我正在进行咨询呢……如果还有什么事，请告诉我，拜托了。

> 你家的孩子又吵架了。

如果没有周围人的帮助，我们就无法知道孩子的情况。尽量多接触有同样经历的宝妈，微笑着请求帮助，"我正在努力，请多多帮忙啊"。

如果在上初中或高中时感到担心

● 告诉老师，孩子不是"懒惰"，请求支援

　　孩子学业不良，如果没有学校的帮助是很难改善的。如果孩子的问题是"不能提交作业"，请告诉老师，"在他很小的时候我们就开始努力了"，并向老师咨询孩子在学校可以获得哪些帮助。有的老师并不了解ADHD，父母可以先向了解发育障碍的老师和学校临床心理士说明孩子的ADHD情况，请他们帮忙考虑孩子在学校的支持方法。

> 我可以得到什么帮助呢？

> 学校也会想办法应对的！

　　在有的学校里，很多老师认识到孩子的发育障碍，形成了大家共同支持孩子的体系。也有父母担心，"如果很多老师知道孩子有发育障碍，孩子会不会成为被歧视的对象？"但是，如果老师不了解发育障碍而放任孩子不管，结果会更糟糕。

不了解发育障碍就放任不管的做法更可怕

　　学校临床心理士是可以信赖的存在，但也有一些学校的临床心理士只从亲子关系的角度看问题，认为发育障碍的成因就是家庭问题。
　　不要简单地认定ADHD是发育障碍或是父母养育方式造成的问题。多数情况下我们最好从两个角度综合分析。另外，即使孩子有ADHD，如果他的学习成绩很好，也会被认为"没有问题""没关系"，这会让父母感到困惑。因此，当父母与学校临床心理士不能很好地沟通时，请试着联系一下教育咨询所。

向学校老师寻求帮助的方法

如果在小学入学前感到担心

● 小学入学前咨询

如果孩子在小学入学前有各种令人担忧的行为,或者已经在医疗机构被诊断为发育障碍,那么向幼儿园老师进行入学咨询是有帮助的。

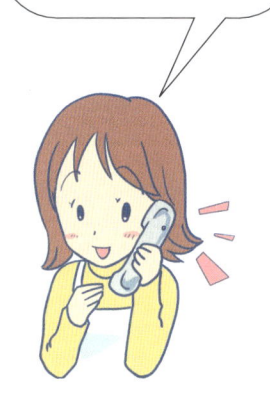

入学手续是每年6月至7月开始办理,同时学校会对孩子进行智力测试,在集体活动中观察其行为等,从而判断孩子适合哪种小学或班级,是到特别支援学校、特别支援班级还是普通班级。

即使在上幼儿园期间孩子并没有达到问题行为的程度,但你如果有担心,也可以在入学当年的3月中旬去小学咨询。

与校长或教导主任交流一下,他们可以向你说明小学中有什么样的支持制度。

> 喂,您好,我想咨询今年即将入学的孩子的事情……

如果在上小学时感到担心

● 首先与班主任交流

当孩子到了小学三四年级,你觉得他可能有ADHD时,请首先与班主任交流,必要时可以咨询学校临床心理士或特别支援联络员(是教师之间、家长、专业机构人员等协作的联络人)。你可以仔细观察孩子的状况,必要时申请使用特别支援教室。每周接受1~2天的小组社交技能训练和个别指导对孩子也很有帮助。

向 ADHD 孩子的兄弟姐妹寻求帮助的方法

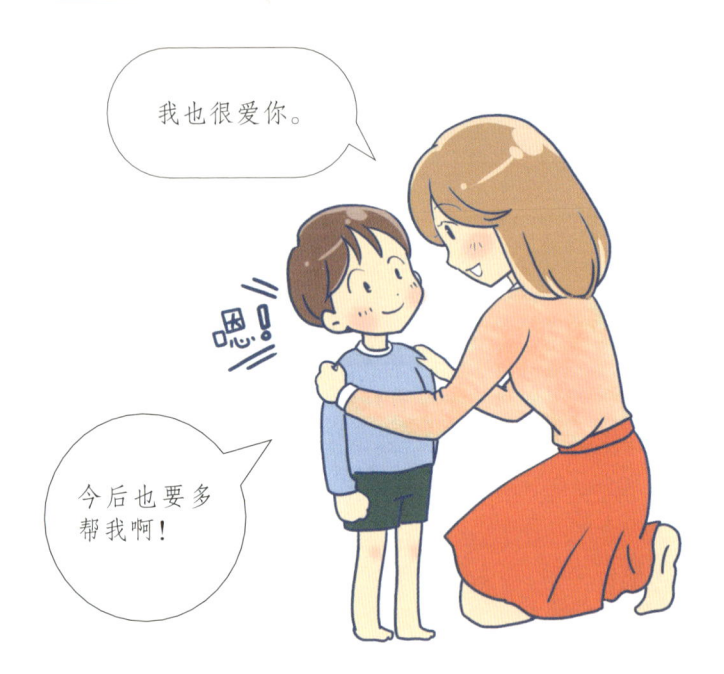

● **让兄弟姐妹成为协助者**

即使父母只是训斥 ADHD 孩子，对其他孩子来说，他也会认为"妈妈只关心小〇"，因此，父母要好好地告诉他"我也很爱你"，然后留出属于他的"特别时间段"。家长不能总是说"你忍耐一下""没办法啊"，而是要解释说"小〇不擅长做这种事"，同时像合作者一样向他寻求帮助，"我们一起帮助小〇吧"。

● **兄弟姐妹之间不做比较**

与 ADHD 孩子相处，对其兄弟姐妹们来说也是个考验。这些孩子认为，ADHD 孩子很难搞，会抢走妈妈的关注，会随意使用、弄坏自己心爱的玩具。父母要理解这些孩子的痛苦，悄悄地关心他们。

另外，父母不要拿 ADHD 孩子与其他孩子做比较，"你比小〇（兄弟姐妹的名字）差多了啊"，这样只会让二人的关系变得不融洽。

向孩子的祖父母寻求帮助的方法

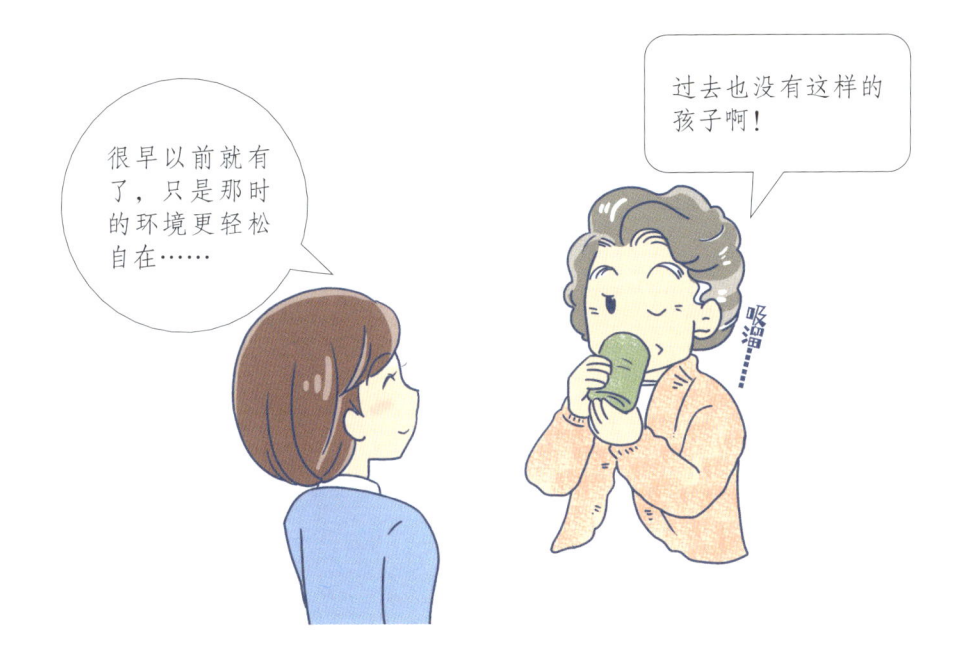

> 过去也没有这样的孩子啊!

> 很早以前就有了,只是那时的环境更轻松自在……

● **无须全部理解**

有很多祖父母不了解ADHD,反对药物治疗,还有一些祖父母胡乱给孩子零花钱,对父母的教育方式指手画脚,使父母更加难以管教孩子。

如果祖父母不能完全理解,甚至溺爱孩子,那么你可以温和、果断地拒绝祖父母的协助。父母毅然决然的态度就是对孩子最好的管教。

● **如果有必要,请保持距离**

父母要向祖父母说明:"周围的人都以同样的方式对待孩子,孩子就会变得有力量,不会觉得那么辛苦,希望你们能给予帮助。"

如果你觉得祖父母妨碍了你应对ADHD,或者他们说些"你没有好好管教""你家里的遗传"等伤害你的话,那么你可以减少与他们见面的频率,或者只是短时间见面。

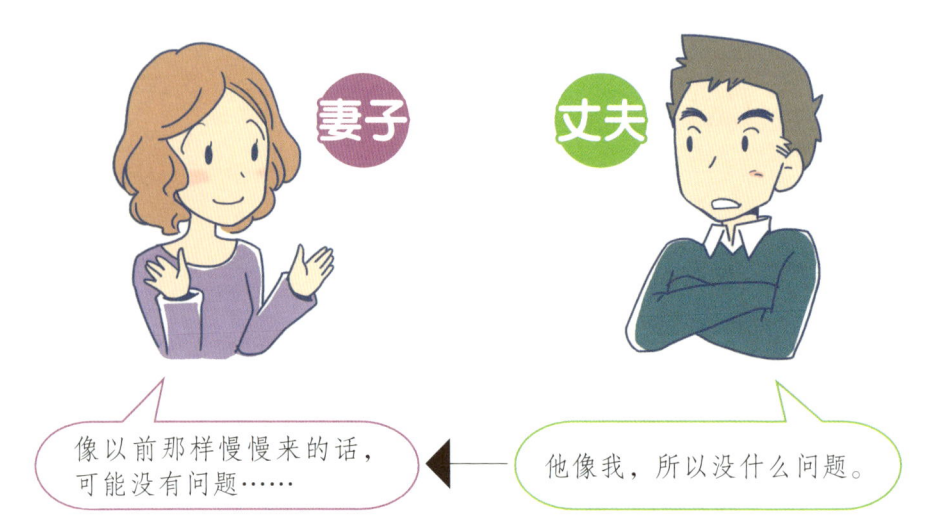

第 3 章 家庭中与 ADHD 孩子的相处方法　093

妻子：像以前那样慢慢来的话，可能没有问题……

丈夫：他像我，所以没什么问题。

　　你可以说："以前环境宽松，所以我感觉还好，但现在孩子这样的表现让我觉得很痛苦。"你还可以接着说："我想知道作为父母应该怎样与孩子相处，所以想跟你一起去咨询一下。"

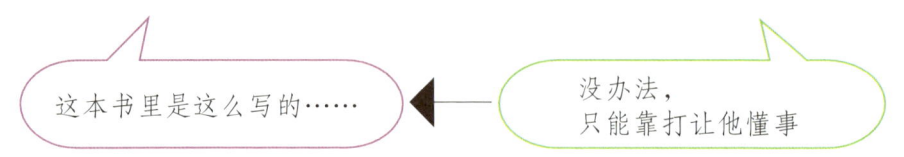

妻子：这本书里是这么写的……

丈夫：没办法，只能靠打让他懂事

　　面对总说孩子"不行"，或者打孩子的爸爸，你可以打开这本书，翻到"不体罚"那页（第 46 页），说："书上写着呢，读一下吧。"有相当多的爸爸会因此停止体罚孩子！

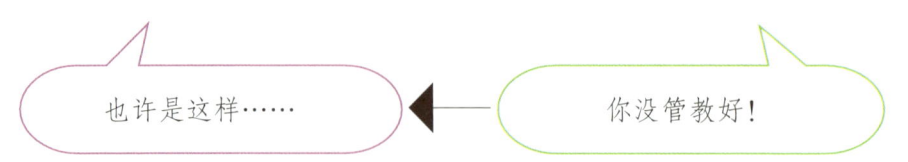

妻子：也许是这样……

丈夫：你没管教好！

　　"也许是这样"，先同意孩子爸爸的说法，这样的回答会使之后的交流变得顺畅。只是争论管教方式会使谈话无法进行下去。你可以向孩子爸爸寻求帮助，"管教这个孩子需要比管教其他孩子多花两三倍的功夫，我们一起做好吗？"

有周围人帮助的话，治疗会更加顺利！

5 主动向周围人寻求帮助

有了周围人的帮助，养育孩子会变得轻松，治疗也会顺利进行。在此，我给大家提供一些如何向周围人寻求帮助的建议。

妻子向丈夫寻求帮助的方法

父母齐心协力，治疗更见效

小时候有些粗鲁，不擅长做作业和整理的爸爸会说："我以前也是这样，但现在做得很好，所以孩子没有问题"。爸爸还会对"发育障碍"这个名称持否定态度。但是，为了孩子，父母在育儿方向保持某种程度上的一致会对ADHD的治疗有比较好的效果，因此，请父母一定要齐心协力。

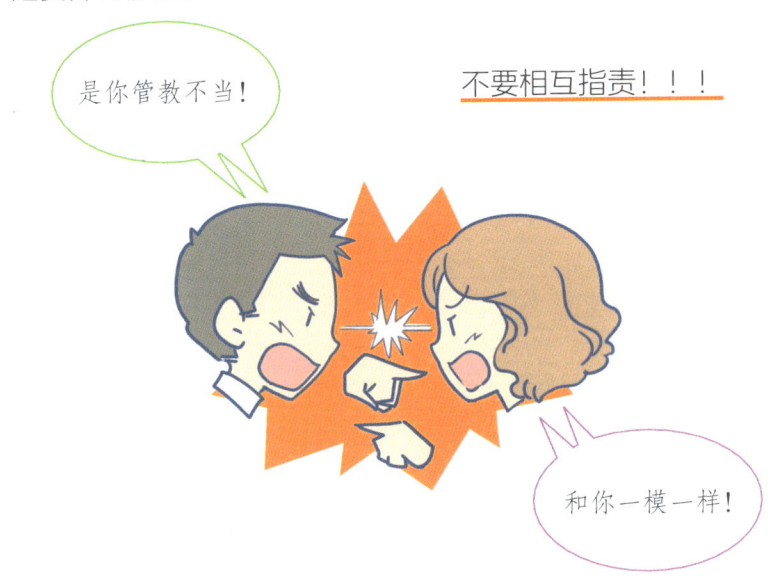

是你管教不当！

不要相互指责！！！

和你一模一样！

很多爸爸到最后都不接受孩子有发育障碍（不仅是ADHD），经常与妈妈争吵，"是你的教育方式不好""是你遗传的"。不管怎样，父母还是要尽量避免对抗，彼此谅解吧。在学校里，当父母一起向老师咨询时，老师的解答会更仔细，也会更有效。

随身物品清单	明天要带的物品	周末要做的事
月票 钥匙 钱包 化妆包 手帕 纸巾 眼镜 名片夹	广告杂志	把衣服送去干洗 打扫房间 整理背包 洗床单

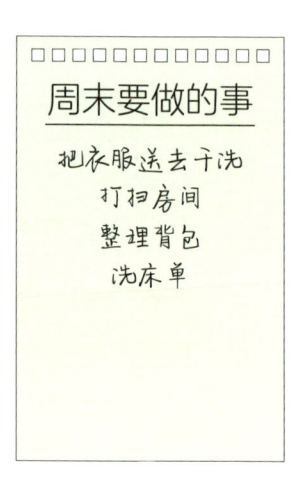

● 与 ADHD 同事的相处方法

　　ADHD 人士并不是不能胜任工作，只是在开始工作之前需要准备很长时间，经常会拖延。他本人也会想："周围的人差不多该催我了吧。"因此，如果你的同事有 ADHD 倾向，与其真的因为工作时间紧迫而导致关系恶化，不如在空闲的时候你就假装发怒，催促他工作。

他们容易拖延，要尽早催促！

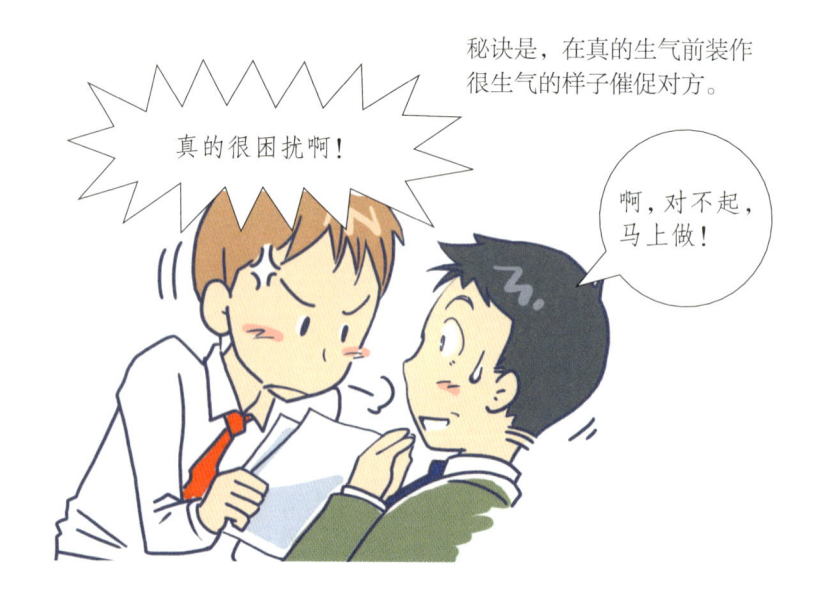

真的很困扰啊！

秘诀是，在真的生气前装作很生气的样子催促对方。

啊，对不起，马上做！

成人 询问是否已经完成

长大后，ADHD 人士的多动和冲动行为会减少很多，唯独粗心大意的毛病很难改掉。ADHD 人士如果能灵活运用手账和日历，就能很好地处理粗心大意造成的问题。只是他仍然容易忘事，所以父母还是要若无其事地问一下："明天有什么安排啊？"还要像小时候一样，不要忘记称赞他："做得很好啊，真不愧是你！"当然，父母也要注意不要过度保护，如果一直被当作孩子，他也会觉得厌烦。

> 虽然与小学生写的笔记没什么区别，但她现在能自己写了，进步很大啊。

> 打扫一下自己的房间啊！

> 正做着呢！（女儿）

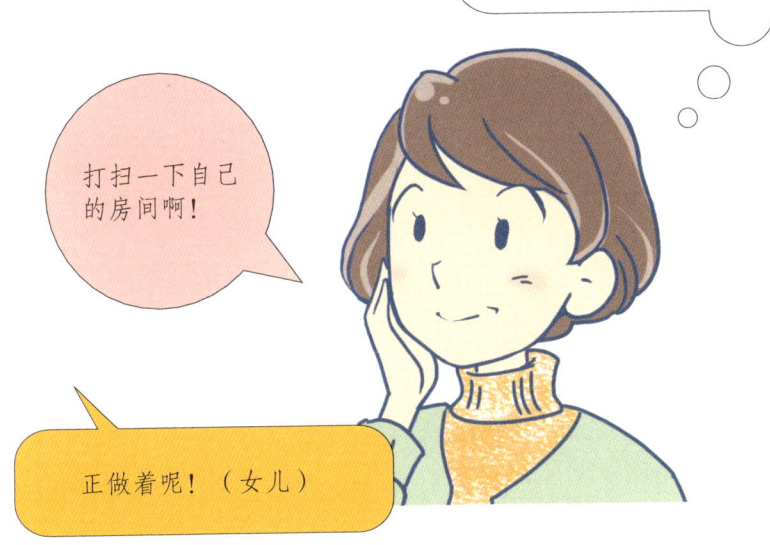

- **因为他很快就会忘记，所以要不厌其烦地反复与他确认**

    ADHD孩子的特点是，即使与父母之间达成了协议，他也很快就会忘记。不要忽视他的健忘，把事情好好地写在纸上，看准他心情好的时候，不厌其烦地反复与他确认。

- **遇到困难时，建议本人去咨询大学的临床心理士或指导教练**

    孩子在获得学分、求职和与朋友相处上遇到困难时，与父母商量已不再能解决。建议他本人去找大学的临床心理士谈谈，或者咨询如何找到指导教练和做心理咨询的地方。

编注 日本大学的"临床心理士"和"指导教练"详见书后附录"日文专有名称说明"。

- **事先约定，如果留级了，要自己付一部分学费**

    父母与孩子一起商量上大学后生活上的安排，如回家的时间、零花钱、兼职的内容等。因为上了大学孩子容易荒废学业，所以建议事先说好留级时的学费由谁支付。需要注意的是，如果父母过于严厉，孩子可能会拒绝联系。

- **比起兼职和社团，学业优先**

    即使不是ADHD孩子，也有很多大学生由于做兼职而早上起不来，上不了课。因此，父母要事先明确告诉孩子："我支付的是学习的费用，学业比什么都重要。"

大学生 还不能完全放手

大学生会做兼职，也会参加社团活动，因此，把享受当下放在首位的 ADHD 大学生很容易荒废学业。上了大学之后，父母要事先与孩子讨论好"留级的话怎么办""学业第一"等事情。孩子终究要离开父母开始独立生活，因此，最好在高中之前就让孩子养成最基本的生活习惯。

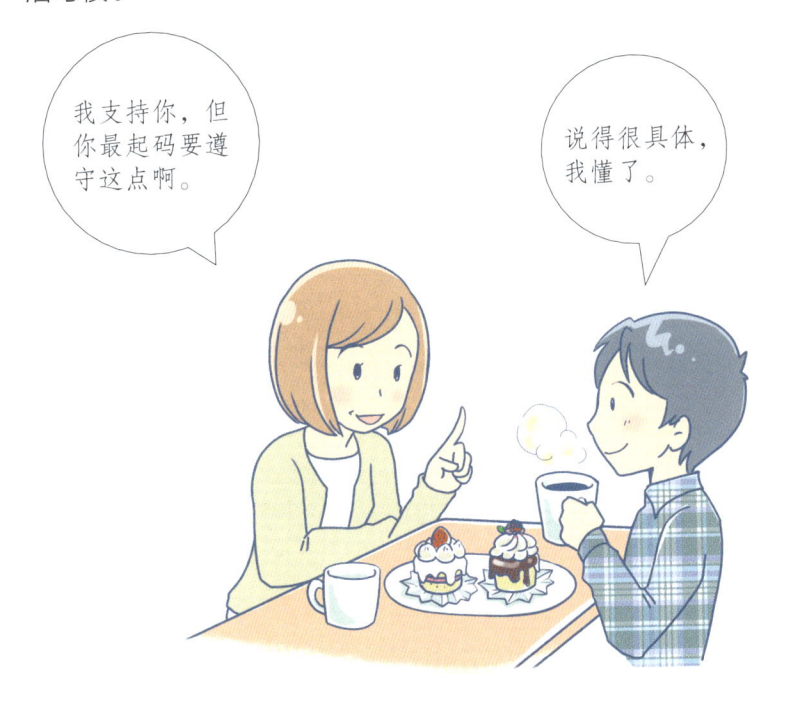

> 我支持你，但你最起码要遵守这点啊。

> 说得很具体，我懂了。

● 规定信用卡额度

很多 ADHD 孩子不擅长管理金钱，因此，最好不要使用信用卡，用现金的方式管理财务比较好。但是，因为早晚他都会拥有信用卡，所以要让他学习信用卡的使用方法，如设定限额等。

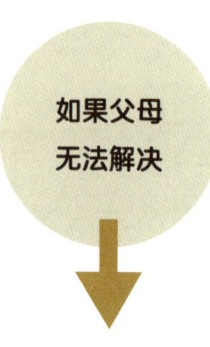

第 ❸ 章 家庭中与 ADHD 孩子的相处方法

如果父母无法解决
↓

● **请学校和补习班的老师，或者家庭教师提出建议！**

青春期的孩子很难听取父母的建议。即使是同样的建议，他也更容易接受补习班老师或家庭教师等其他人的说法。因此，最好不要事事都让父母去说。

大学入学考试的合理便利

在日本的大学入学考试中，有发育障碍的学生可以享受合理便利。

集体考试中，考生由于注意力持续困难、感觉反应过度等需要特别支援时，可以获得在单独的房间里考试、延长考试时间、用大尺寸的答题纸等合理便利。但是，务必提前请主治医生开具诊断书，以便享受必要的合理便利。

因大学而异，有时考生在复试的时候也会享受合理便利。

<u>编注</u> 在我国，《残疾人参加普通高等学校招生全国统一考试管理规定》中有类似的规定，为残疾人平等参加普通高等学校招生全国统一考试提供支持条件和合理便利。

● **选择有支持体系的大学**

进入大学后，孩子得自己决定选修的科目。孩子需要通过阅读选修科目一览表，从朋友和学长那里收集信息做出决定，而 ADHD 孩子不擅长这些。欧美国家的大学有很完善的支持体系，而日本的支持体系还不完善，有的大学对学分要求很严格，因此，孩子在选择大学时要注意。

> 他就是这种类型的孩子啊！

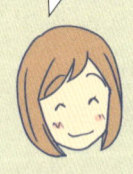

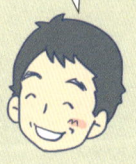

ADHD 注意欠如・多動症の本

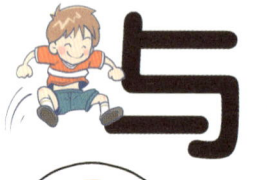

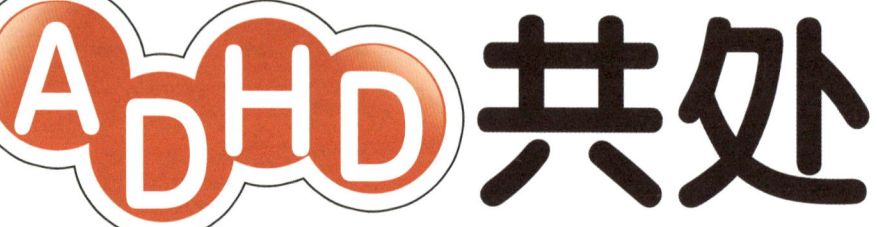

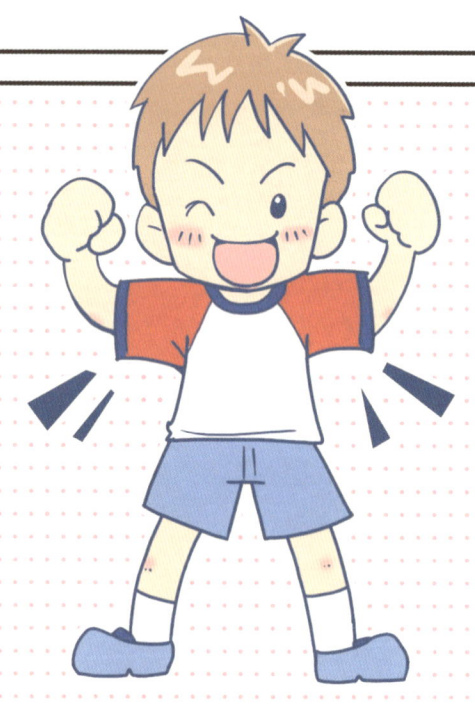

漫话ADHD 译丛

丛书主编 ◎ 于晓辉

与 ADHD 共处

[日] 司马理英子 著　于晓辉 译

华夏出版社
HUAXIA PUBLISHING HOUSE

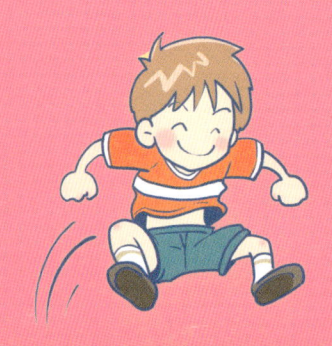

译者序

　　注意缺陷多动障碍（Attention Deficit Hyperactivity Disorder, ADHD）现已成为一个备受关注的话题。研究显示，我国 ADHD 的发病率约为 6.26%，而就诊率不足 10%，其中接受规范化治疗的儿童更是少之又少。这一现象不仅给 ADHD 儿童本人及其家庭带来了极大的压力，也对整个社会造成了不容忽视的影响。

　　国内对 ADHD 的认识和接纳程度很低，许多人仍然将 ADHD 视为"调皮捣蛋"或"懒惰"，而忽视了它作为一种神经发育障碍的本质。为了提高公众对 ADHD 的认识和理解，消除公众对 ADHD 儿童的歧视和误解，华夏出版社特殊教育编辑出版中心精心策划了"漫话 ADHD 译丛"，旨在通过一系列精选书籍，将日本在 ADHD 诊治和干预方面的理念和做法介绍给广大读者，供其参考和借鉴。

　　《与 ADHD 共处》（「ADHD 注意欠如·多動症の本」）是译丛中的一本，由日本著名儿童精神科医生司马理英子撰写，自 2020 年在日本出版以来，赢得了广泛的认可与好评。司马理英子凭借其深厚的专业背景和丰富的人生阅历，以浅显易懂的语言，结合生动有趣的漫画，将复杂的医学知识转化为易于理解的信息，深入浅出地阐述了 ADHD 的本质特征及其对个体发展的影响。这本书对于那些正在寻求帮助的 ADHD 儿童的父母和教育工作者来说，无疑是一份宝贵的指南。读者不仅能够从中获取科学知识，还能感受到作者对 ADHD 儿童及其家庭的深切关怀。

全书共分为 7 章。第 1 章描述了不同年龄段的 ADHD 儿童和成人的行为特点；第 2 章阐述了 ADHD 的病因、诊断标准与治疗方法；第 3 章和第 4 章分别针对家庭与学校环境下的照护方法，为家长和老师提供了许多实用性的建议与指导；第 5 章聚焦药物治疗，详细说明了药物的选择和不同药物的服用方法；第 6 章通过实际案例完整地呈现了诊疗过程；第 7 章则告诉 ADHD 儿童和成人如何与自己的 ADHD 好好相处。

作为一名长期从事发育行为儿科工作的临床医生，我看到很多家庭因孩子有 ADHD 而经历痛苦与挣扎，深知每一个孩子背后都有一个需要被倾听和理解的故事。因此，在翻译过程中，我尽可能保持原著风格，同时力求用温暖而专业的笔触将这份关怀传递给每一位读者。

ADHD 并不是不可战胜的难题，通过科学合理的干预措施，大多数孩子都能够获得良好的干预效果。这需要社会各界的共同协作，包括政府部门制定相应政策，医疗机构提供专业服务，学校给予适当包容，以及家庭营造温馨氛围等。

我希望这本书能够让更多的人正确认识和理解 ADHD，接纳和支持 ADHD 儿童和成人。我们一起努力，共同构建一个充满爱与希望的成长环境，让他们不再孤军奋战，在举步维艰时依然有勇气迎着风雨前行。

祝愿每一个生命都能得到关爱与理解，都能在这个世界上找到属于自己的舞台。

于晓辉

2024 年 12 月

目录

第1章 ADHD 的主要表现

❶ 小学二年级生　小宏　即使反复提醒，也无济于事 /002

❷ 小学三年级生　小俊　上课时坐不住，丢失的东西不计其数 /004

❸ 小学五年级生　由美　不擅长整理，无法专心完成作业 /006

❹ 初中二年级生　小凯　没有妈妈的督促就无法按时提交作业 /008

❺ 高中一年级生　小和　沉迷于篮球，无法完成作业，都要留级了却毫无危机感 /010

❻ 成年人　铃木先生　桌上文件堆积如山，总是在找东西，工作毫无进展 /012

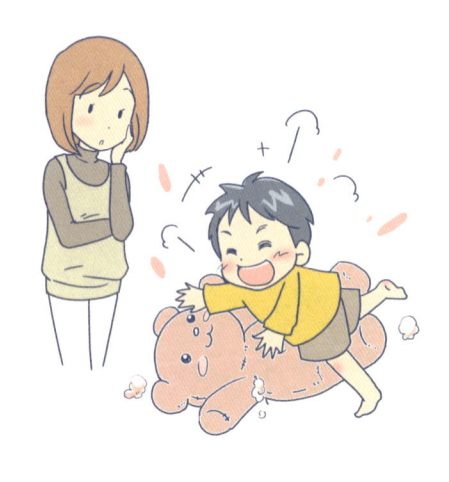

第2章 ADHD 的症状·成因·对策

❶ ADHD 的三大主要症状 /014

● 典型的 ADHD 类型 /016

❷ ADHD 的诊断标准 /018

❸ ADHD 的成因是什么？ /023

● ADHD 孩子难以自控的理由 /024

❹ 为什么 ADHD 那么严重？ /026

● ADHD 孩子出现问题，并非妈妈的教育方式之过！ /029

● 发挥 ADHD 的优势！ /031

❺ 容易被误认为 ADHD 的其他发育障碍 /033

❻ 为什么需要治疗 ADHD？ /036

● 如果不治疗呢？ /038

❼ 父母能为孩子做的第一件事是什么？ /040

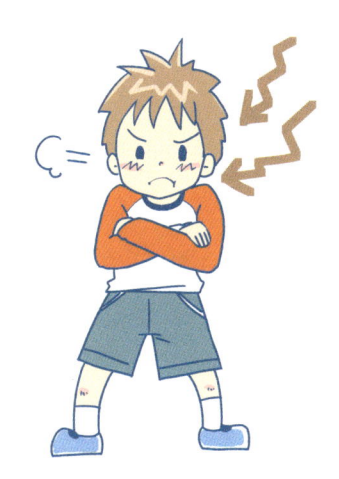

第3章 家庭中与 ADHD 孩子的相处方法

1. 与 ADHD 孩子相处的四大原则 /046
2. 与 ADHD 孩子相处的九种战术 /050
3. 与不同类型的孩子的相处方式 /069
4. 符合孩子成长阶段的应对方式 /078
5. 主动向周围人寻求帮助 /092

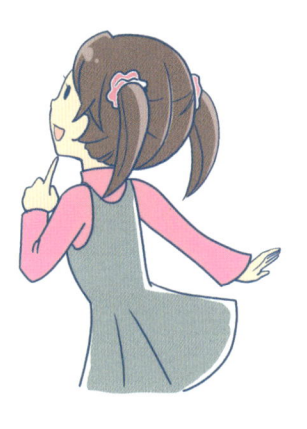

第4章 学校老师能做的事

1. 最起码要了解的 ADHD 的事 /102
2. 制订与 ADHD 学生友好相处的对策 /106

致初中、高中老师们 /124

第5章 有用的药物疗法知识

很多孩子用药后好转 /128

- ADHD 治疗药物的给药方法 /132

第6章 ADHD 治疗实例集

❶ 小学三年级生　小绫　整天心不在焉，总是被欺负，药物治疗后变得开朗、阳光 /138

❷ 小学四年级生　小胜　停止体罚和严厉斥责后，心理安定，成绩提高 /140

❸ 小学五年级生　庆太　家校协作消除了叛逆和暴力行为 /142

❹ 高中一年级生　英治　因经常迟到、完不成作业而留级，通过心理咨询和药物治疗得到改善 /144

❺ 大学四年级生　一辉　接受自己的 ADHD，在医生和就业指导老师的指导下顺利就职 /146

成人 ADHD 的治疗 /148

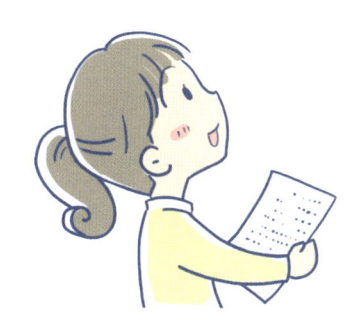

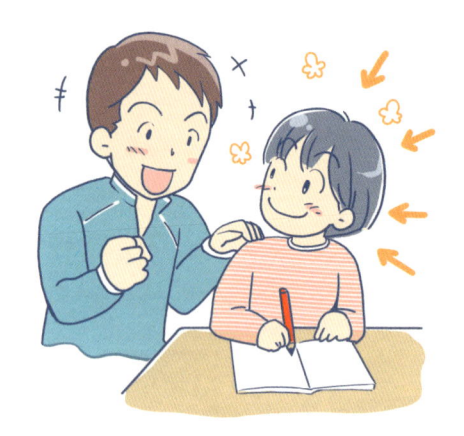

第7章 与ADHD好好相处

❶ ADHD 是什么？ /152

❷ 使用这些策略就能成功！ /155

❸ 使用这些策略就能拥有舒适生活！ /165

结语 /168

附录　日文专有名称说明 /169

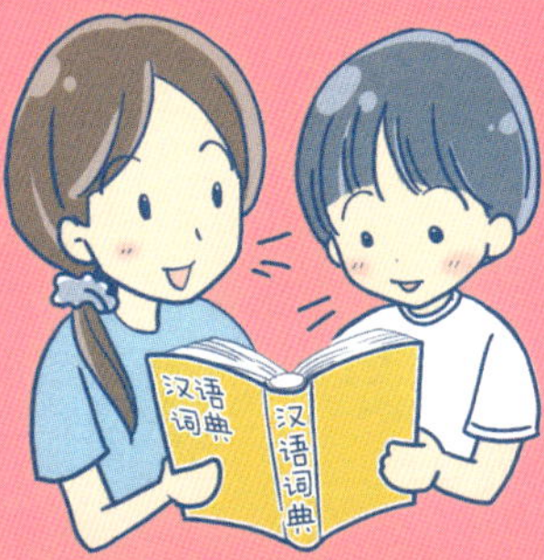

汉语
词典
汉语词典

第 1 章
不要错过 ADHD 的征兆!

ADHD的主要表现

ADHD（Attention Deficit and Hyperactive Disorder）即注意缺陷多动障碍，是一种发育障碍，具有注意缺陷、多动和冲动等三大主要症状。这些症状也可以说是与大脑的部分发育偏离有关的。那么，ADHD 具体有哪些症状呢？本章通过漫画的形式介绍 6 个病例。

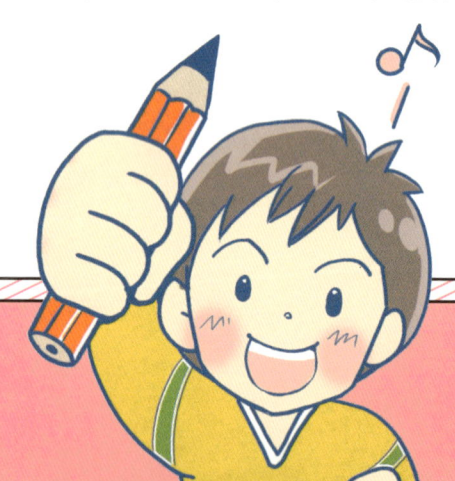

1 即使反复提醒，也无济于事

小学二年级生　小宏

小宏在幼儿园时期虽然也会与其他小朋友打架，不过因为他活泼又可爱，所以老师和其他小朋友都很喜欢他，但是上了小学之后，各种状况层出不穷……

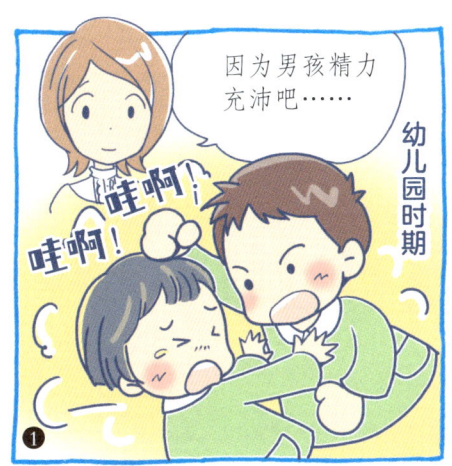

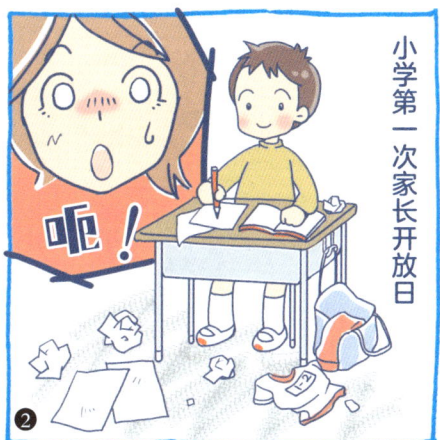

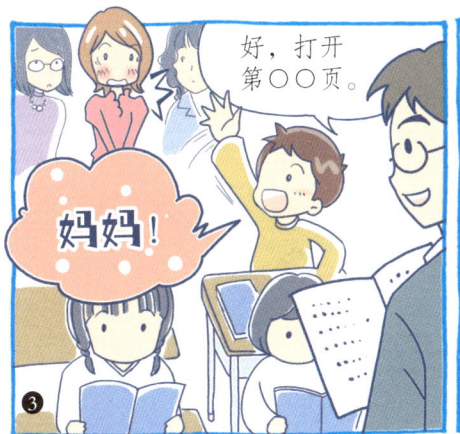

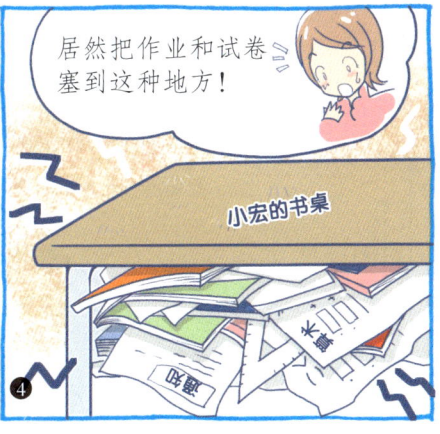

❶ 幼儿园时期：因为男孩精力充沛吧……　哇啊！哇啊！

❷ 小学第一次家长开放日：呃！

❸ 好，打开第○○页。　妈妈！

❹ 居然把作业和试卷塞到这种地方！　小宏的书桌

解说

ADHD 孩子很难完成学习、整理内务等"必须做的事情"。因此，很多时候，只有孩子到了"必须做的事情"越来越多的小学时期，周围人才会意识到其 ADHD 的存在。

原注　本书中的所有案例都是根据 ADHD 常见症状虚构的，并非特定的个案。

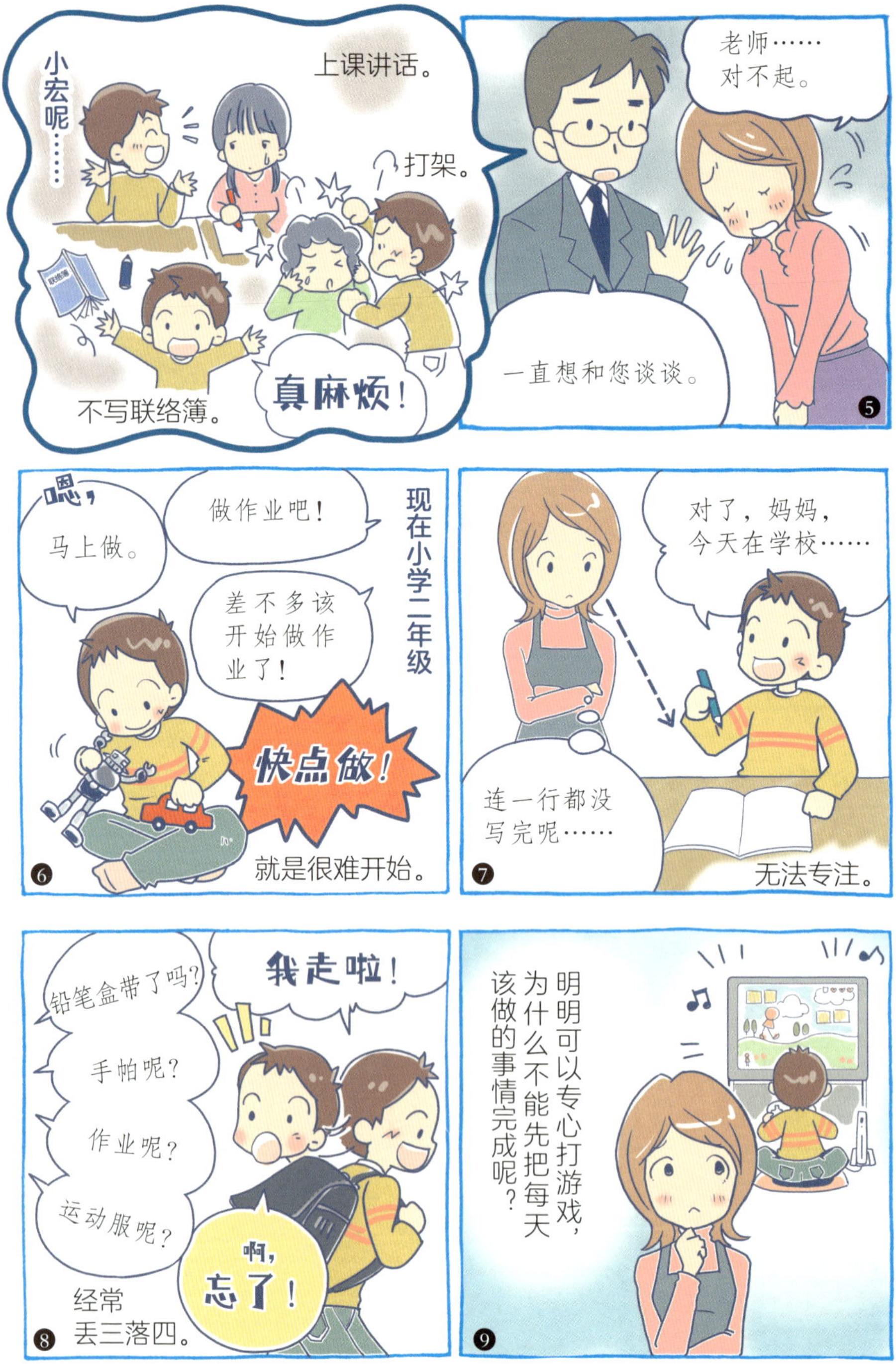
小宏呢……
上课讲话。
打架。
联络簿
不写联络簿。
真麻烦！
老师……
对不起。
一直想和您谈谈。
现在小学二年级
做作业吧！
嗯，
马上做。
差不多该开始做作业了！
快点做！
就是很难开始。
对了，妈妈，
今天在学校……
连一行都没写完呢……
无法专注。
我走啦！
铅笔盒带了吗？
手帕呢？
作业呢？
运动服呢？
啊，
忘了！
经常
丢三落四。
明明可以专心打游戏，
为什么不能先把每天
该做的事情完成呢？

② 上课时坐不住，丢失的东西不计其数

小学三年级生　小俊

略显粗暴的小俊从小就与朋友有很多冲突，他的妈妈一直不停地向对方道歉。由于小俊总是不听话，妈妈会忍不住冲他吼叫、打骂。

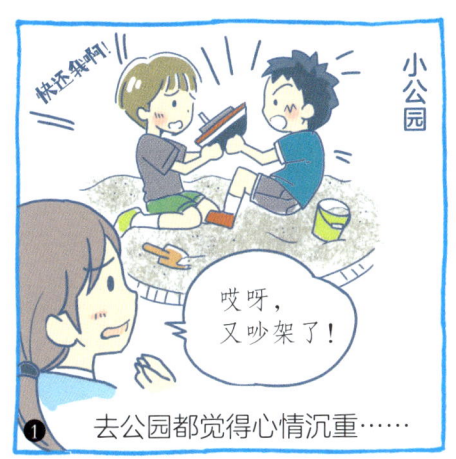

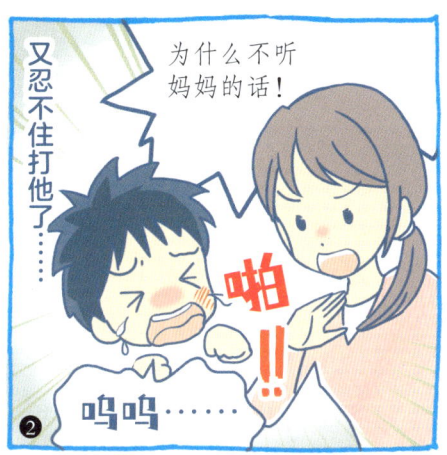

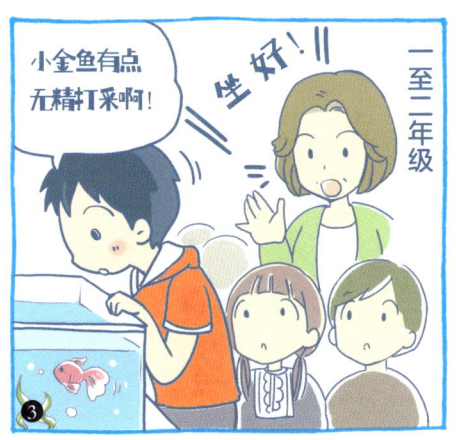

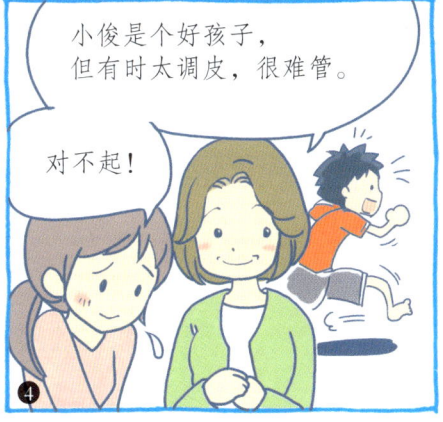

① 去公园都觉得心情沉重……
（小公园）
快还集射！
哎呀，又吵架了！

② 又忍不住打他了……
为什么不听妈妈的话！
啪！！
呜呜……

③ 一至二年级
小金鱼有点无精打采啊！
坐好！！

④ 小俊是个好孩子，但有时太调皮，很难管。
对不起！

解说　ADHD孩子很难保持安静，粗心大意，经常冲动行事，但家长一味地发火并不能让孩子的ADHD症状好转。重要的是教给他们把事情做好的方法。

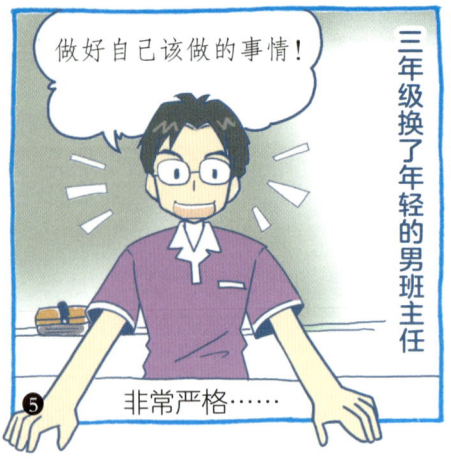

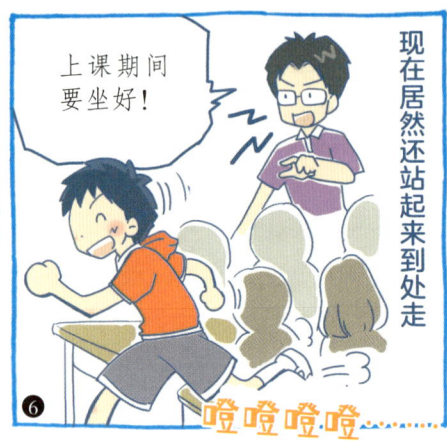

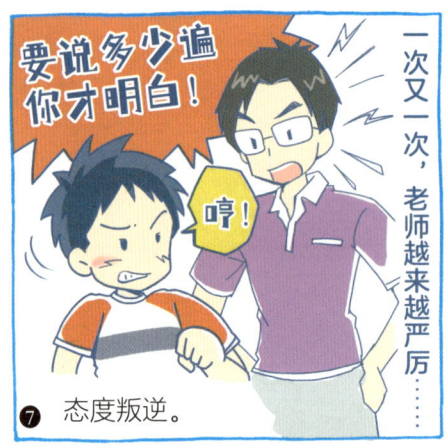

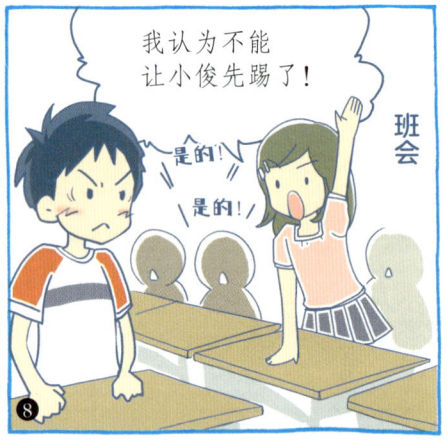

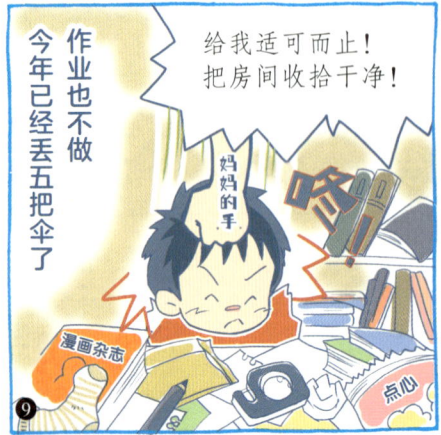

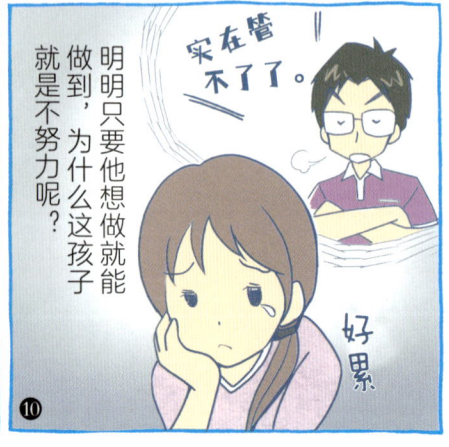

第 1 章 ADHD 的主要表现　005

❺ 三年级换了年轻的男班主任
"做好自己该做的事情！"
非常严格……

❻ 现在居然还站起来到处走
"上课期间要坐好！"
噔噔噔噔……

❼ 一次又一次，老师越来越严厉……
"要说多少遍你才明白！"
"哼！"
态度叛逆。

❽ 班会
"我认为不能让小俊先踢了！"
"是的！"
"是的！"

❾ 作业也不做 今年已经丢五把伞了
"给我适可而止！把房间收拾干净！"
妈妈的手
漫画杂志
点心

❿ 明明只要他想做就能做到，为什么这孩子就是不努力呢？
"实在管不了了。"
好累

3 不擅长整理，无法专心完成作业

小学五年级生　由美

女孩的 ADHD 很容易被忽视。孩子如果有像由美这样的特征，可能就有 ADHD。家长不要忽视 ADHD 的征兆，应及时应对。

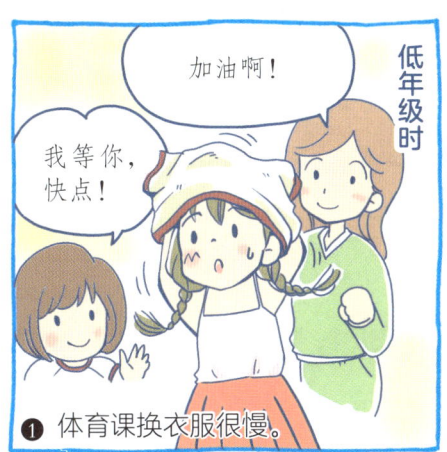

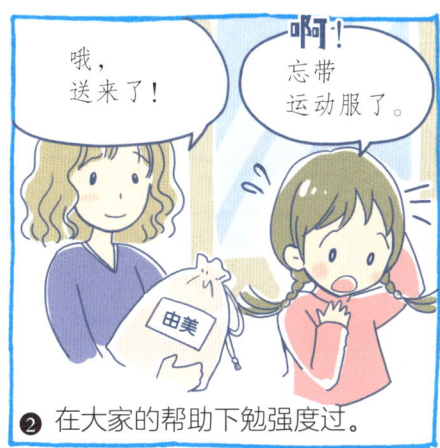

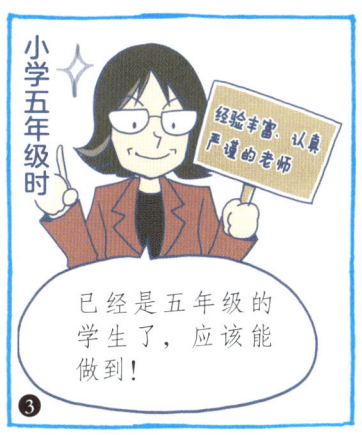

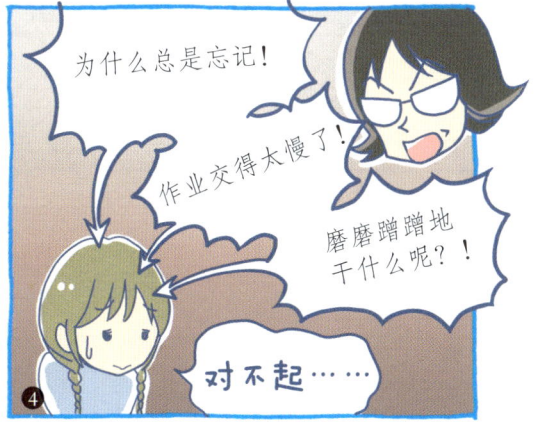

低年级时

❶ 体育课换衣服很慢。
- "我等你，快点！"
- "加油啊！"

❷ 在大家的帮助下勉强度过。
- "哦，送来了！"
- "啊！忘带运动服了。"

小学五年级时

❸
- 经验丰富、认真严谨的老师："已经是五年级的学生了，应该能做到！"

❹
- "为什么总是忘记！"
- "作业交得太慢了！"
- "磨磨蹭蹭地干什么呢？！"
- "对不起……"

> **解说**
> ADHD 孩子每天的表现都会有所差异，可能昨天做到了，但今天又做不到了，所以很容易被误认为是懒惰、不努力。他们难以遵守规则，也不擅长管理自己的工作与学习。

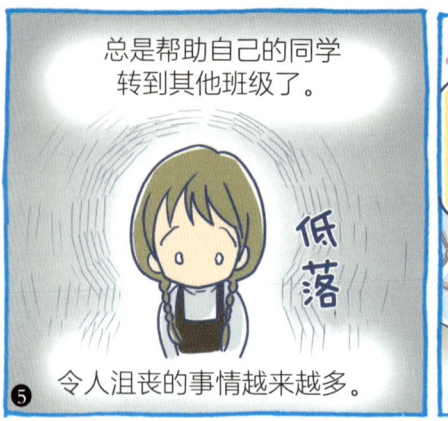

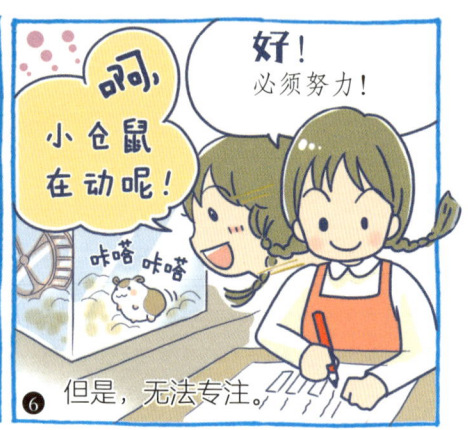

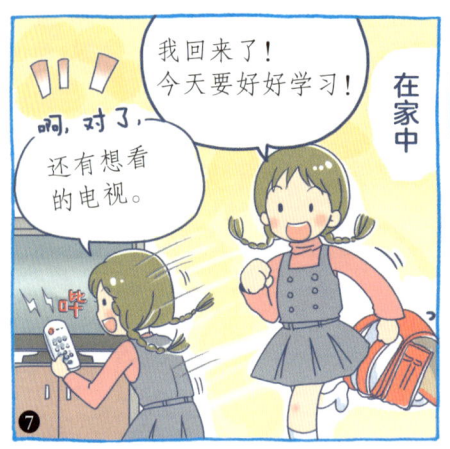

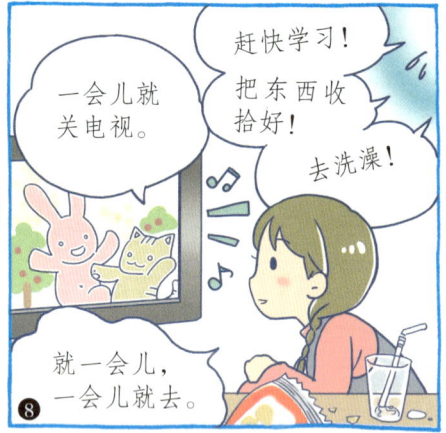

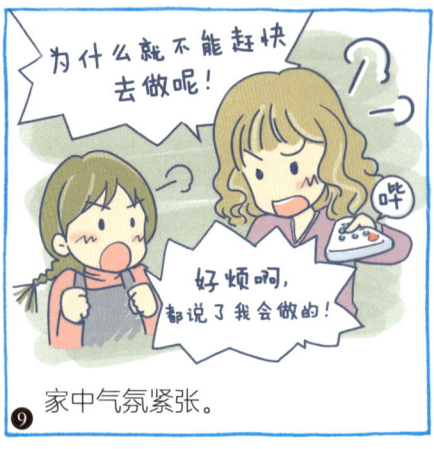

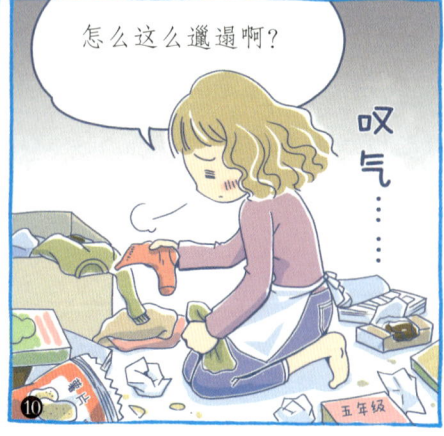

第 1 章 ADHD 的主要表现　007

❺ 总是帮助自己的同学转到其他班级了。
低落
令人沮丧的事情越来越多。

❻ 啊，小仓鼠在动呢！
好！必须努力！
咔嗒咔嗒
但是，无法专注。

❼ 我回来了！今天要好好学习！
啊，对了，还有想看的电视。
在家中
哗

❽ 一会儿就关电视。
赶快学习！把东西收拾好！
去洗澡！
就一会儿，一会儿就去。

❾ 为什么就不能赶快去做呢！
好烦啊，都说了我会做的！
哗
家中气氛紧张。

❿ 怎么这么邋遢啊？
叹气……
五年级

4. 没有妈妈的督促就无法按时提交作业

初中二年级生　小凯

小凯对待作业是不催就不做，即使开始做也很快就分心，无法集中注意力。完成不了作业，成绩也不断下降，他的妈妈很焦躁……

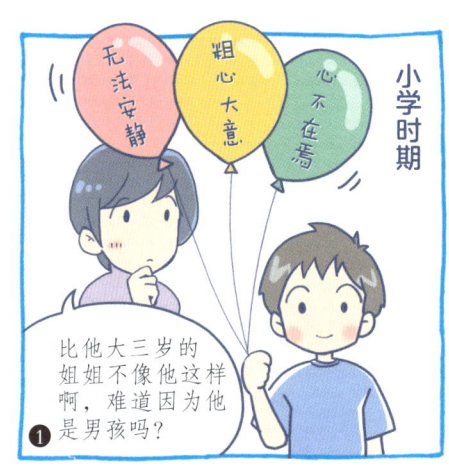

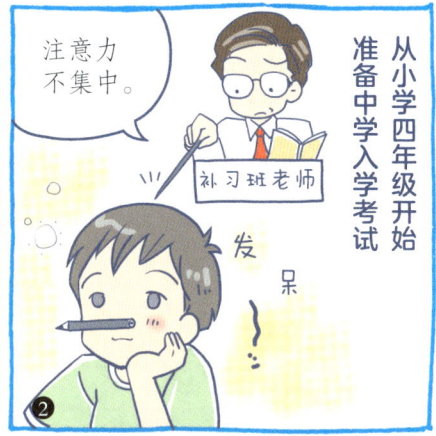

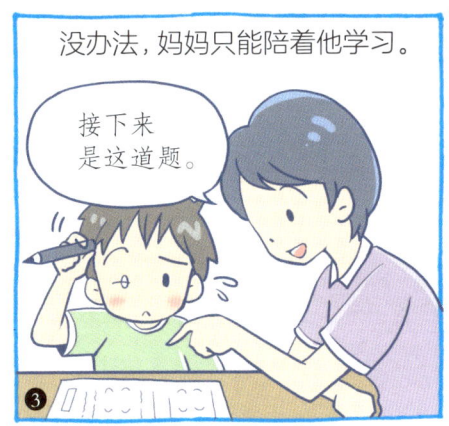

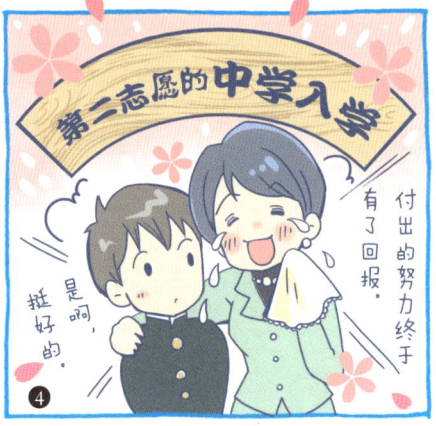

❶ 小学时期

无法安静　粗心大意　心不在焉

比他大三岁的姐姐不像他这样啊，难道因为他是男孩吗？

❷ 从小学四年级开始准备中学入学考试

补习班老师：注意力不集中。

发呆

❸ 没办法，妈妈只能陪着他学习。

接下来是这道题。

❹ 第二志愿的中学入学

付出的努力终于有了回报。

是啊，挺好的。

解说　上初中后，孩子被要求交作业，要孜孜不倦地努力学习，同时又处于叛逆期，想要挣脱父母的照顾，通常这时家长才发现孩子有 ADHD 倾向。

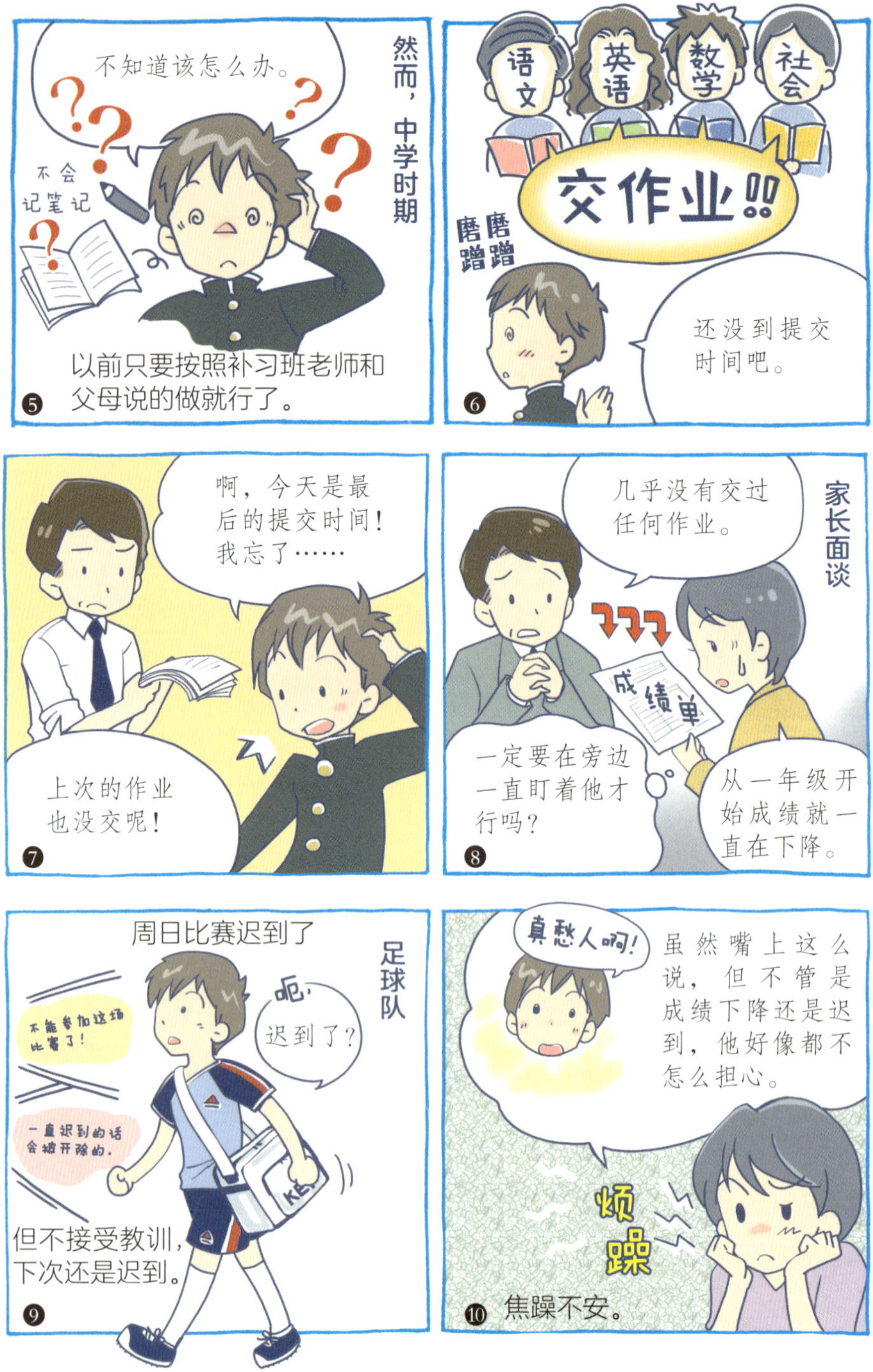
然而，中学时期
不知道该怎么办。
不会记笔记
以前只要按照补习班老师和父母说的做就行了。
5
交作业!!
语文
英语
数学
社会
磨磨蹭蹭
还没到提交时间吧。
6
啊，今天是最后的提交时间！我忘了……
上次的作业也没交呢！
7
家长面谈
几乎没有交过任何作业。
成绩单
一定要在旁边一直盯着他才行吗？
从一年级开始成绩就一直在下降。
8
足球队
周日比赛迟到了
呃，迟到了？
不能参加这场比赛了！
一直迟到的话会被开除的。
但不接受教训，下次还是迟到。
9
真愁人啊！
虽然嘴上这么说，但不管是成绩下降还是迟到，他好像都不怎么担心。
烦躁
焦躁不安。
10

5. 沉迷于篮球，无法完成作业，都要留级了却毫无危机感

高中一年级生　小和

小和在篮球队中很有领导力，训练努力，既不会迟到，也不会忘带装备，但是，一提到学习他就毫不在意，处于不能升入高年级的岌岌可危的状况。

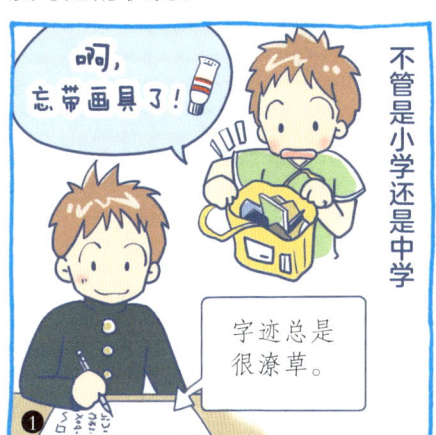

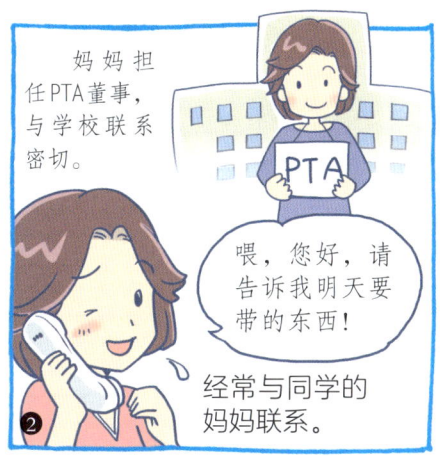

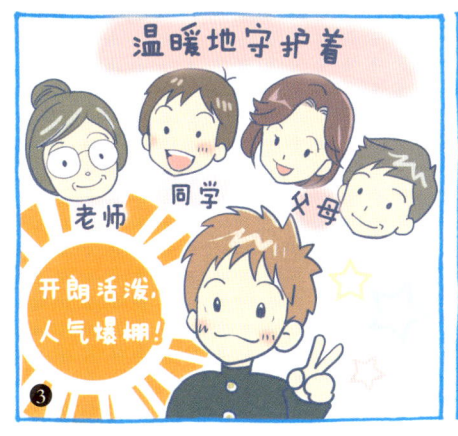

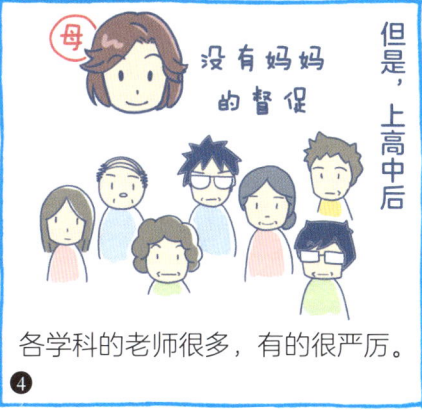

❶ 不管是小学还是中学

"啊，忘带画具了！"

字迹总是很潦草。

❷ 妈妈担任PTA董事，与学校联系密切。

"喂，您好，请告诉我明天要带的东西！"

经常与同学的妈妈联系。

❸ 温暖地守护着

老师　同学　父母

开朗活泼，人气爆棚！

❹ 但是，上高中后

没有妈妈的督促

各学科的老师很多，有的很严厉。

解说　学习落后、丢三落四等令人头疼的状况层出不穷，但实际上本人好像并没有像周围的人那么担心。这种"本人没那么在意"的状态也是ADHD的特征之一。

> 译注　PTA是Parent(监护人)、Teacher(老师)、Association（协作）的缩写，即家长教师协会，详见书后附录"日文专有名称说明"。

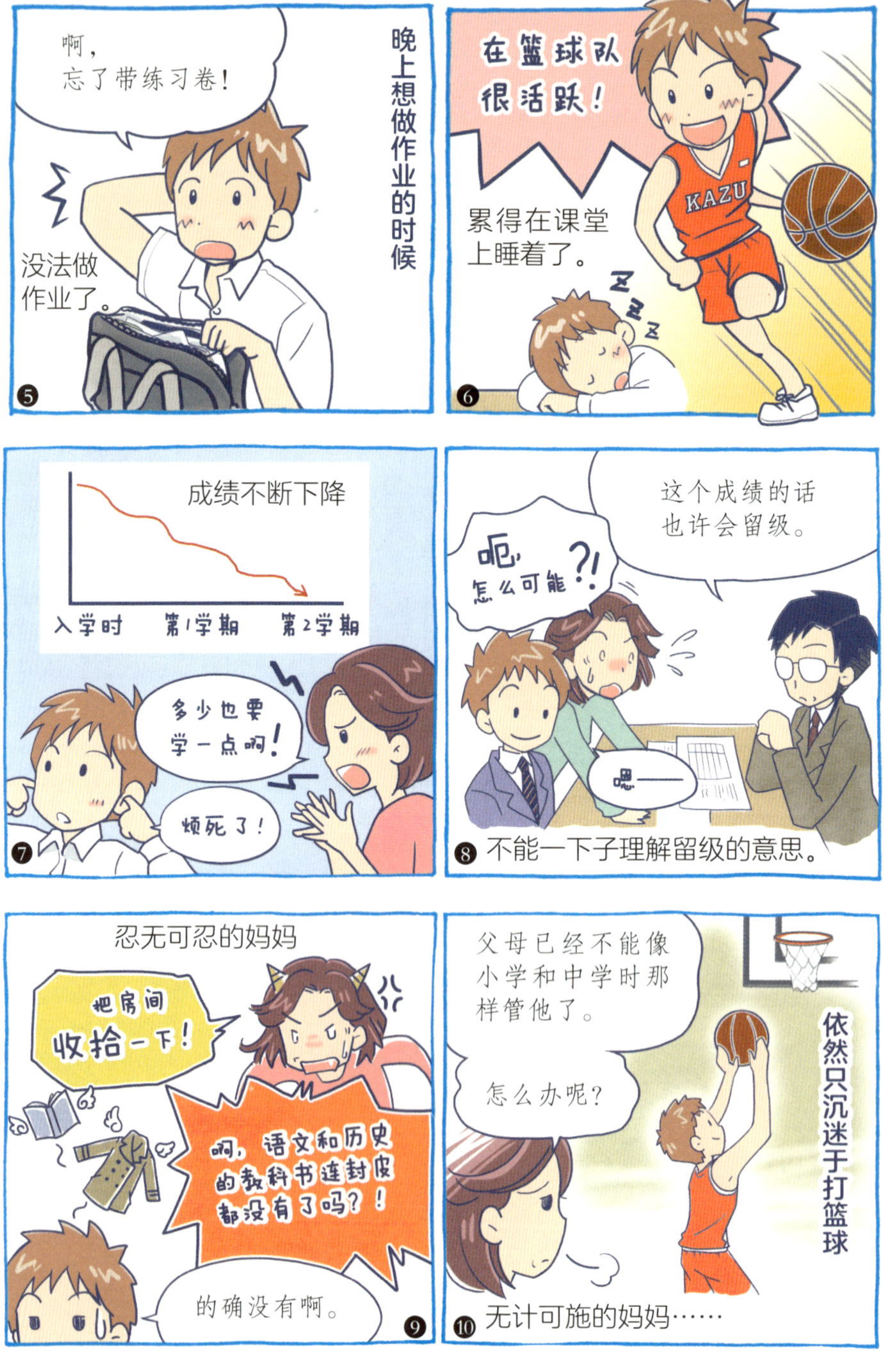
晚上想做作业的时候
啊，
忘了带练习卷！
没法做
作业了。
在篮球队
很活跃！
累得在课堂
上睡着了。
成绩不断下降
入学时 第1学期 第2学期
多少也要
学一点啊！
烦死了！
这个成绩的话
也许会留级。
呃，
怎么可能？！
嗯——
不能一下子理解留级的意思。
忍无可忍的妈妈
把房间
收拾一下！
啊，语文和历史
的教科书连封皮
都没有了吗？！
的确没有啊。
父母已经不能像
小学和中学时那
样管他了。
怎么办呢？
依然只沉迷于打篮球
无计可施的妈妈……

6. 桌上文件堆积如山，总是在找东西，工作毫无进展

成年人　铃木先生

做销售的铃木先生为人和蔼可亲，工作能力也不错，但是不擅长整理办公桌。他总是丢三落四，妻子经常要把他忘带的文件送到公司。

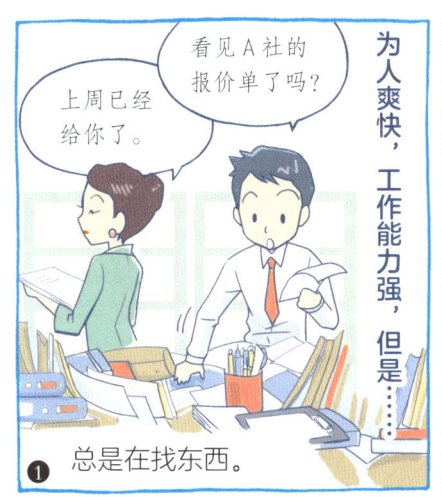

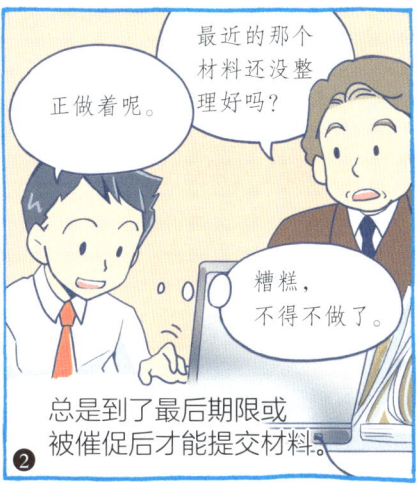

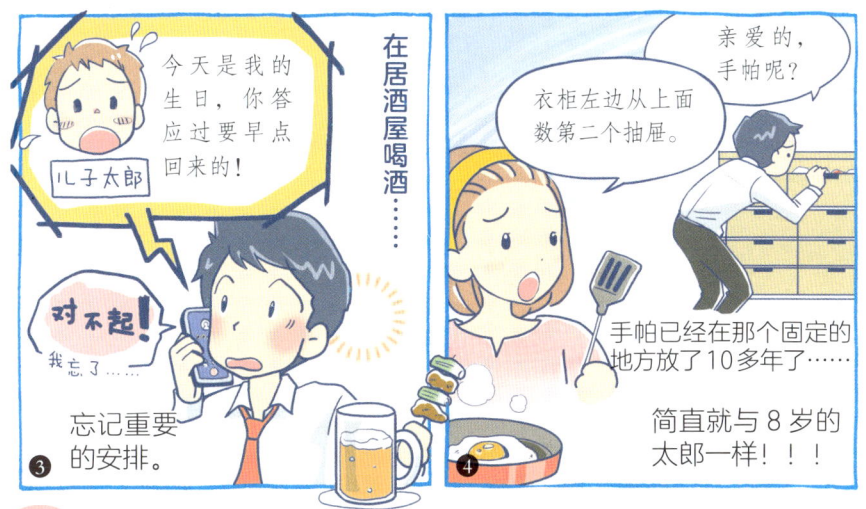

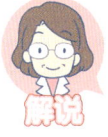

① 总是在找东西。
- 上周已经给你了。
- 看见A社的报价单了吗？
- 为人爽快，工作能力强，但是……

② 总是到了最后期限或被催促后才能提交材料。
- 最近的那个材料还没整理好吗？
- 正做着呢。
- 糟糕，不得不做了。

③ 忘记重要的安排。
- 今天是我的生日，你答应过要早点回来的！（儿子太郎）
- 对不起！我忘了……
- 在居酒屋喝酒……

④ 简直就与8岁的太郎一样！！！
- 亲爱的，手帕呢？
- 衣柜左边从上面数第二个抽屉。
- 手帕已经在那个固定的地方放了10多年了……

解说：成人也会有ADHD。虽然长大成人后焦躁不安的情绪会逐渐消失，但毛毛躁躁、急性子、粗心大意、漫不经心的状态并不会有太大改变。

第 2 章

对ADHD正确理解，正确应对

ADHD的症状·成因·对策

ADHD 的治疗基础是针对 ADHD 的特征和成因，
做出正确的理解和应对。
家长不要被以往所谓的育儿常识束缚，
应根据孩子的特点，
帮助孩子与 ADHD 巧妙共处。

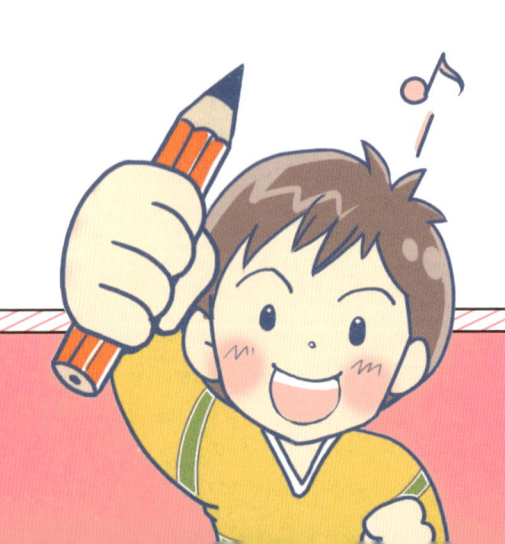

了解 ADHD 的症状，理解孩子的行为

ADHD 的三大主要症状

首先，我讲解一下 ADHD 的主要症状。ADHD 孩子通常有三大症状：注意缺陷、多动和冲动。

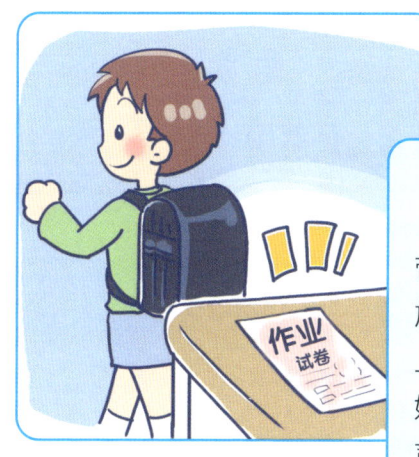

注意缺陷

丢三落四，很多时候会忘记要带的东西。很快就忘了把什么东西放到了哪里，总是在忙着找东西。上课时很难开始学习任务，即使开始学习，也会因说话声和汽车喇叭声等一点点的声音而分心，不能保持长久的专注。刷牙、洗手等每天的日常生活都需要别人督促。父母连基本的管教都很耗费精力。

ADHD 不是一种新的疾病

ADHD 不是一种新的疾病，它以前一直被认为是性格或脾气的问题，现在被赋予了医学概念，已明确是一种疾病。目前 ADHD 已经有了确切的治疗方法，对于那些迄今为止仍然视注意力缺陷、多动、冲动等 ADHD 症状为自身缺点和弱点，认为"没办法，自己就是这个性格"而放弃的人，以及那些由此导致社会适应困难的人来说，这些治疗方法能帮助他们更好地适应社会生活和家庭生活。

第 ❷ 章 ADHD 的症状·成因·对策 015

多动

坐不住，上课或吃饭时会突然离开座位，到处溜达，经常用手或脚摆弄东西，发出声响。客人来了或去外面吃饭时，兴奋得上蹿下跳，让家长手忙脚乱。有很多危险行为，比如从柜子上往下跳，经常受伤。很难安静地玩耍和读书。

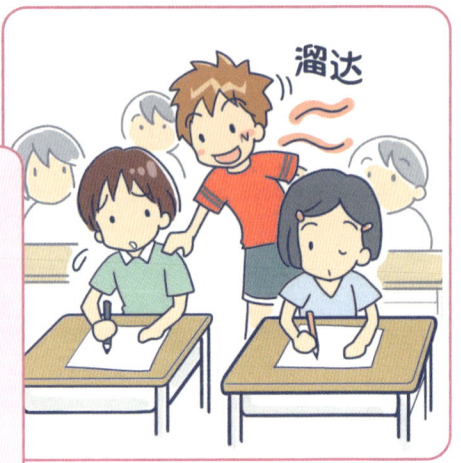

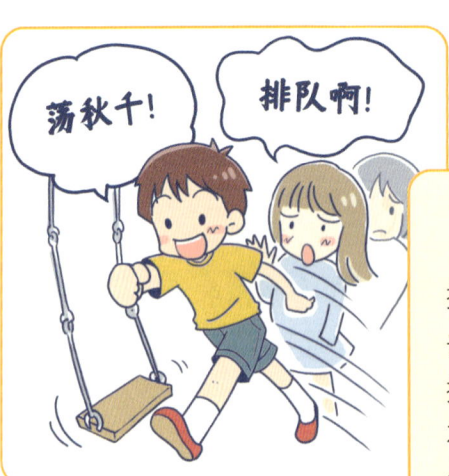

冲动

不能等待。大家都在排队按次序等待时，不排队就挤进去先做。在课堂上，没等老师提问完就抢着回答，或者即使不会也要乱答。结果，不是回答得不对就是答非所问，被认为是在扰乱课堂秩序。对别人指手画脚，多管闲事。

典型的 ADHD 类型

《哆啦Ａ梦》中描绘的胖虎和大雄是典型的ADHD形象。这里用这两个形象说明典型的 ADHD 类型。

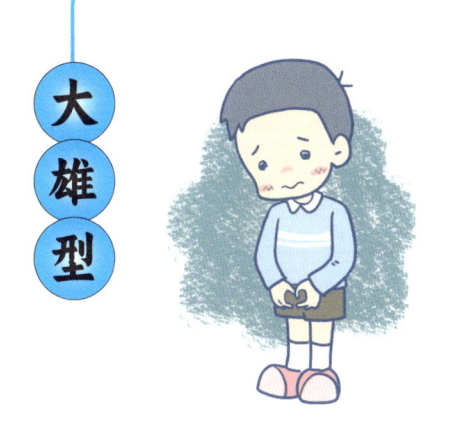

大雄型

总是被欺负的大雄是注意力不集中、心不在焉的类型。

大雄容易分心，缺乏耐心，不能踏踏实实地努力，从一开始就觉得自己不行，容易放弃。他遇事时不能冷静地思考原因，会立即把责任推给别人。

无论是在课堂上还是在做作业的时候，大雄总是沉浸在自己的世界里，幻想着做这个玩那个。他内心温柔，能理解别人的心情。

大雄很老实，表面上不会有打架等问题出现，所以与传统的ADHD"问题儿童"不同。可以说他是以注意力不集中为主要表现的ADHD 类型——注意缺陷型。

胖虎型和大雄型的共同点

胖虎和大雄看起来是完全不同的两个人,但他们有一些相同的表现,比如经常丢东西,难以听从老师的指令,有一点点的干扰就会分心,很容易厌烦,经常注意力涣散,一想到什么就要立刻去做。

ADHD 有以注意缺陷为主的大雄型,也有以多动和冲动为主的胖虎型,还有两方面都很明显的混合型。

胖虎型

总是欺负人的胖虎是冲动、无法忍耐的类型。

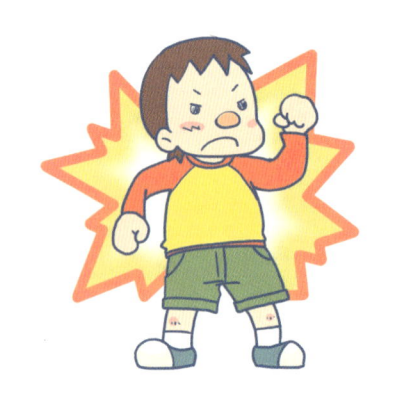

胖虎会对大雄那种拎不清、磨磨蹭蹭的态度和畏畏缩缩的样子感到不耐烦,总是显得很焦躁,容易生气。他如果不能随心所欲,就会突然发脾气,也不顾前因后果,一冲动就拿大雄撒气。

胖虎讨厌学习,无法持之以恒。他不能遵守秩序,还任性,"我想玩就得让我玩",有时在做游戏时会强行推开其他孩子挤进去。他非常喜欢危险的游戏,精力充沛,总是活力满满。他虽然霸道,但有领导力,能够带动周围那些瑟缩、胆怯的孩子。

长期以来,这些 ADHD 的基本症状被认为是多动(活动性异常高),但现在认为其根本原因是大脑抑制功能不全。

像胖虎这种在学校里无法专注、无法保持安静、情绪波动大的孩子,是另一种典型的 ADHD 类型——多动/冲动型。

2 ADHD 的诊断标准

想知道自己/孩子是否有ADHD的人，请参考！

DSM-5（《精神障碍诊断和统计手册》第五版）中有美国精神医学学会关于ADHD的诊断标准。其中有些内容不太好理解，所以我在诊断标准列表中，添加了简单易懂的说明。

ADHD的症状包括注意缺陷、多动和冲动。

ADHD 的诊断标准

A（1）和/或（2）所特别规定的注意缺陷和/或多动、冲动的持续状态，阻碍了发育或功能的发展。

（1）（2）以下症状中有6个（或以上）症状至少持续6个月，其程度与发育水平不相称，对社会和学业/职业活动直接产生负面影响。

注 这些症状包括叛逆行为，违拗、敌意的表现，还有不能理解任务和指令。年龄较大（17岁及以上）的青少年和成人至少需要符合5个症状。

（1）注意缺陷

a. 在学业、工作或其他活动中，经常不能密切注意细节或粗心大意（例如，忽视或遗漏细节，做起事来不精确）。

b. 在任务或游戏活动中，经常难以保持注意力（例如，在听课、与他人交流或长时间的阅读中难以保持注意力）。

c. 当别人与其直接对话时，经常看起来心不在焉（即使在没有任何明显干扰的情况下，也显得心不在焉）。

d. 经常不遵循指示以至于无法完成学业、家务及工作中的职责（例如，开始执行任务时很难立刻集中注意力，任务执行过程中容易分神）。

e. 经常难以组织任务和活动（例如，难以有条理地完成任务，难以把材

料或物品放得整齐，工作混乱、无头绪，时间管理不良，不能遵守截止日期）。

f. 经常回避、厌恶或不情愿从事那些需要精神上持续努力的任务（例如，写学校作业或家庭作业；对于年龄较大的青少年和成人，还包括写报告、完整填写表格或修改长文章）。

g. 经常丢失任务或活动所需的物品（例如，学校的资料、铅笔、书、工具、钱包、钥匙、文件、眼镜、手机等）。

h. 经常容易被外界的刺激干扰而分神（对于年龄较大的青少年和成人，可能还包括不相关的想法）。

i. 经常在日常活动中忘记事情（例如，做家务、外出办事；对于年龄较大的青少年或成人，还包括回电话、付账单、遵守约定等）。

（2）多动、冲动

a. 经常手脚动个不停、咚咚地敲东西或在座位上扭来扭去。

b. 当被要求坐在座位上时却经常离开座位（例如，离开教室、办公室或其他工作场所，离开在其他情况下需要保持在原地的位置）。

c. 经常在不适当的场合跑来跑去或爬上爬下。

注 对于青少年或成人，可以仅限于坐立不安的主观感受。

d. 经常无法安静地玩耍或从事休闲活动。

e. 经常忙个不停，好像"被发动机驱动着"（例如，在聚餐、会议中无法长时间保持不动或觉得不舒服；可能给他人的感受是坐立不安或很难待在一起）。

f. 经常讲话过多、喋喋不休。

g. 经常在问题还没有问完之前就把答案脱口而出（例如，乱接别人的话，不能等待交谈的顺序）。

h. 经常难以等待轮到自己（例如，当排队等待时）。

i. 经常打断或打扰他人（例如，在谈话、游戏或活动中，插嘴或打断别人；没有询问或未经允许使用他人物品；青少年或成人可能还会对别人的事情指手画脚，甚至可能要把别人正在做的事抢过来做）。

B 若干注意缺陷或多动、冲动的症状在 12 岁以前就已存在。

C 若干注意缺陷或多动、冲动的症状存在于两个或更多的场所和场景（例如，在家、学校或工作场所中；在与朋友或亲属的互动中；在其他活动中）。

D 有明确的证据显示这些症状干扰了社交、学业和职业功能，或者降低了其质量。

E 这些症状不止出现在精神分裂症或其他精神障碍的病程中，无法用其他精神障碍更好地解释（例如，心境障碍、焦虑障碍、分离性障碍、人格障碍、物质成瘾或戒断）。

出处 DSM-5 精神疾患の診断 統計マニュアル（医学書院）

接下来，我详细说明一下诊断标准中的 A 项，以便大家更容易理解 ADHD 孩子的特征。

（1）注意缺陷

a. 不能完成上课时布置的作业。很难开始做任务；即使开始做了，也会一直拖拖拉拉，没完没了。不能完成任务。粗心大意的错误很多。

b. 注意力不能持久，时而茫然地望着窗外，时而陷入沉思，给人一种心不在焉的印象。没有耐心，不愿意努力。

c. 与他说话，要么没有听，要么只听到一部分，处于放空的状态。

d. 不能遵守规则、约定、纪律和指令，或者半途而废。经常迟到，逃避扫除等。总是被警告，被罚站。一件事情还没有完成，就跳到另一件事情，然后又做其他的事，最后所有事都没有完成。我们要注意的是，这些行为只是由注意力不集中引起的（要排除这些行为是孩子对老师或父母的反抗心理造成的还是没有充分理解规则和做法等而做不到的情况）。

e. 不擅长制订计划并遵照执行。虽然有时也喜欢制订计划，但计划太过繁杂的话就无法完成。中途会受挫。不能踏踏实实做事。因为无法合理分配时间，晚上到很晚才想起还有很多作业，然后就慌了。暑假快结束了，才匆匆忙忙地开始写作业。无法按时提交作业。

f. 不学习，不做作业。作业做得不情不愿。只要题目稍微有点难，或者需要花费时间，就会立刻放弃（因为很难持续保持注意力）。无法每天反复进行汉字练习和计算练习等。那些本来智商挺高的孩子，即使做了也是敷衍了事，给人一种不够努力的印象。不能完成那些需要高度勤奋和精神上持续努力的事情。即便是能做的事也容易拖延。字写得很潦草（包括明明能写好却不想认真写）。

g. 经常弄丢作业、教科书、铅笔、外套、钥匙、雨伞等。忘记当天需要的东西。很快就忘记把什么放在了哪里，总是在找东西。即使东西就在那儿，也看不见。经常碰掉橡皮、铅笔等。写作业时到处乱丢所必需的东西，或者经常不小心把东西弄坏了。

h. 稍微有点动静就容易分心。对说话声、隔壁的电视声、汽车喇叭声及其他噪声敏感。无法在不安静的环境中学习。经常抱怨热、冷、痒、痛。很在意周围的孩子对自己的评价。常常抱怨身体的不适。

i. 不能完成刷牙、洗手、在规定的时间学习等每天的必做事项。总是嫌麻烦，磨磨蹭蹭地不愿意做。忘记约定的事。

缺乏基本的教养。很难伺候。"怎么说也做不到""总是不催就不做"。

在人际关系中，由于粗心大意、说话跑题而无法专注于对话。有时会因为没听清别人说话而发生冲突。

父母觉得孩子应该会听学校老师的话，希望学校能严格管理。对此，学校方面会有"如今父母对孩子疏于管教"的印象。

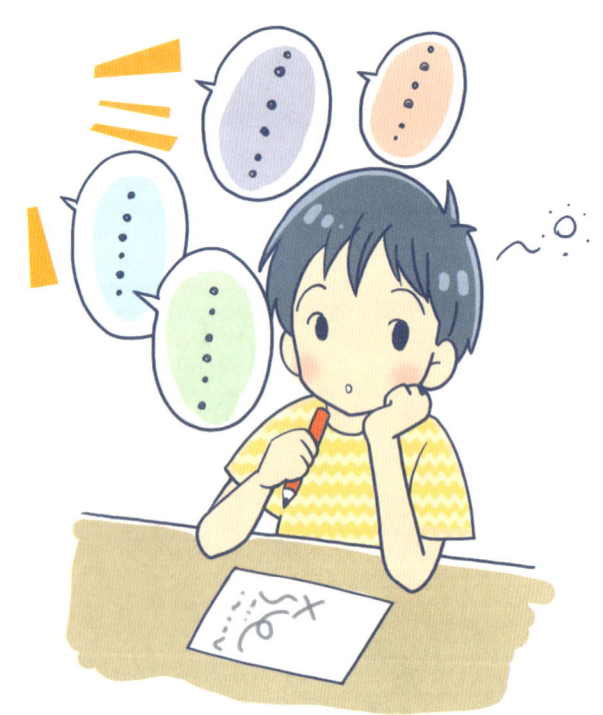

（2）多动、冲动

多动

a. 抖腿。总是用手或脚摆弄东西，发出声响。经常摆弄头发。有啃指甲、吮手指、咬铅笔等癖好。无法安静地坐着。睡相不好。

b. 在学习或吃饭的时候总是站起来离开座位。经常中断学习、吃饭、练琴的过程。无法保持一动不动。在家中也总是从一个房间溜达到另一个房间。不能等到结束。

刚准备在房间里学习，就到厨房喝水；到厨房后却忘了是来干什么的，回到房间，又想起来了；喝完水就忘了自己在学习，又去和家人闲聊；被提醒后回到房间，过了一会儿又想起别的事。

c. 客人来了，异常兴奋，不停地搭话，喋喋不休。到外面吃饭时特别闹腾，会兴奋地大声说话。

喜欢爬到衣柜等高处，或者从高处跳下来。总是在危险的地方玩耍，随之而来的是经常受伤，擦伤、割伤不断。经常摔倒。莫名地撞到某些很小的地方。

d. 很难安静地玩耍或读书。

e. 很容易损坏鞋子，很容易弄脏或弄破衣服。

f. 话痨。多嘴多舌。

对于青少年和成人来说，多动会表现为坐立不安的状态。

冲动

g. 没等问题说完就抢着回答，不会也要说，回答的结果要么是错误的，要么答非所问。别人没说完就笑。

h. 难以等待，强行插入。什么都要先做。不愿意排队。

i. 捣乱。干扰别人。

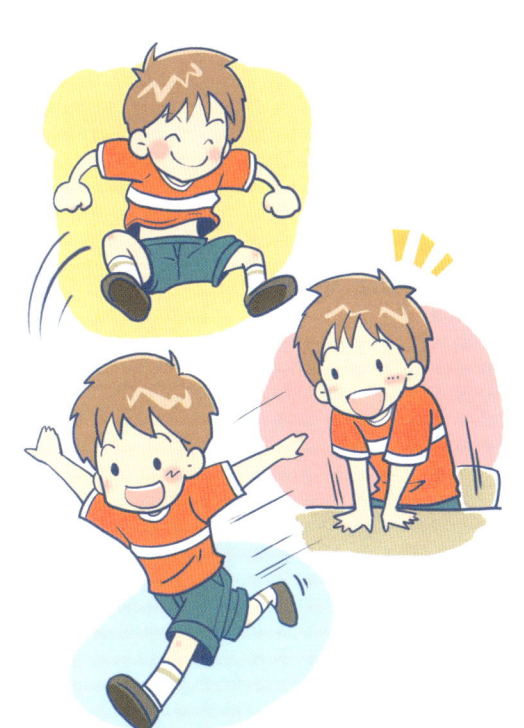

3 注意缺陷、多动、冲动来自哪里?
ADHD 的成因是什么?

引起 ADHD 的主要原因是脑功能障碍,即"注意缺陷""多动""冲动"等行为的出现与大脑特性有关。

引起 ADHD 的主要原因是脑功能障碍

冲动
· 难以等待

多动
· 无法保持安静

注意缺陷
· 无法集中注意力
· 容易忘记事情

执行功能障碍
· 容易忘记规则和约定
· 不能灵活运用以往的经验
· 很难制订长远的计划
· 很难记住应该做的事情
· 无法保存活动所需的记忆（工作记忆不足）
· 不能朝着目标制订计划并行动
· 对情绪、运动、冲动的控制失调

奖赏系统障碍
· 很难为目的性行为赋予动机
· 如果不是自己感兴趣的、能让自己开心的事，就很难找到动机
· 不会为将来而努力，只想享受当下

+ 环境因素 错综复杂地交织在一起 → **ADHD 症状时轻时重**

如上所述，ADHD 的症状是由先天的脑功能障碍所致。其症状的表现程度虽然受遗传因素影响，但并不仅限于此，还会因所处家庭和学校等生活环境的不同而加重或减轻，甚至表现不明显。

ADHD 孩子难以自控的理由

——不擅长停下来思考

> ADHD 孩子通常会对眼前发生的事情产生反射性的情绪反应，很难做到考虑结果后再行动。

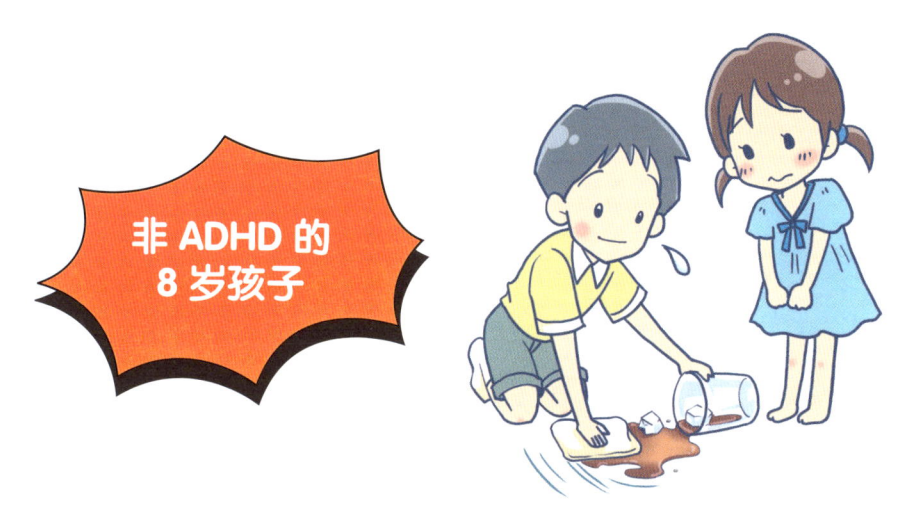

非 ADHD 的 8 岁孩子

当妹妹把自己最喜欢的可乐弄洒的时候，他即使会在心里埋怨"好不容易才能喝一杯的啊"，但也会想"再给我倒一杯就好""算了，妹妹也不是故意的""得快点擦干净啊"之类的。

感情用事

ADHD 孩子的行为抑制能力较差，即使有人反复提醒，他们也无法完成像"刷牙""上课要坐好"之类的理所当然的事。

随着年龄的增长，非 ADHD 孩子即使受到刺激也能控制情感反应，以更客观的思维进行判断。但是，ADHD 孩子会对发生的事情产生条件反射性的情绪反应，因此，行为就会显得冲动。

第 ❷ 章 ADHD 的症状·成因·对策　025

> ADHD 的
> 8 岁孩子

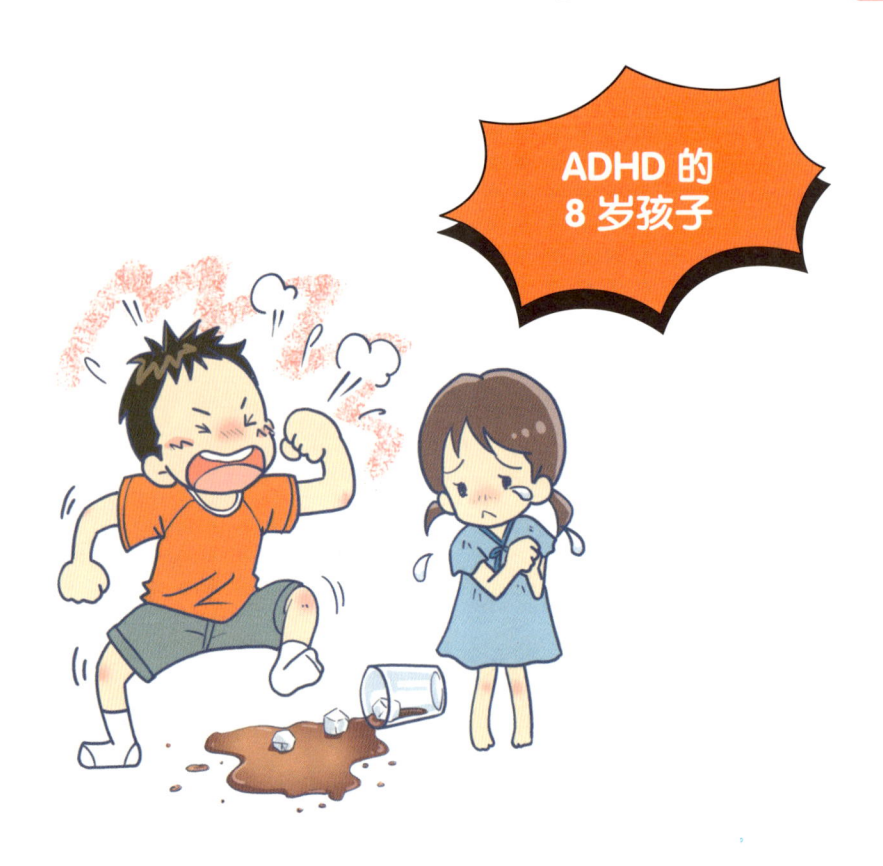

他会生气地说:"我喝不到最喜欢的可乐了!"大家会觉得:"如果是一两岁的孩子,生气或哭闹也是没办法的,但 8 岁的孩子居然会生气,难道连这点小事都不能忍受吗?"

也就是说,我们如果把 ADHD 看作"自控力、意志力、面向未来组织行动的能力的障碍",应该就很容易理解了吧。因此,严厉地斥责、体罚,或者只是在口头上说"拿出干劲吧",是无法激发 ADHD 孩子的潜能的。

4 ADHD 孩子为什么那么难养?
为什么 ADHD 那么严重?

试着思考，ADHD 孩子的哪个特征会引起其家庭生活和学习中的问题。

只选择想做的事情，而不是应该做的事情

非 ADHD 的孩子在不得不做作业的时候，会有"做完作业就可以出去玩了""不做作业会被妈妈骂"之类的思考，从而控制"想出去玩"的欲望去做作业。ADHD 孩子由于整合多种信息控制自己的欲望和行为的功能无法很好地发挥作用，因此会选择做现在想做的事情，而不是现在应该做的事情。

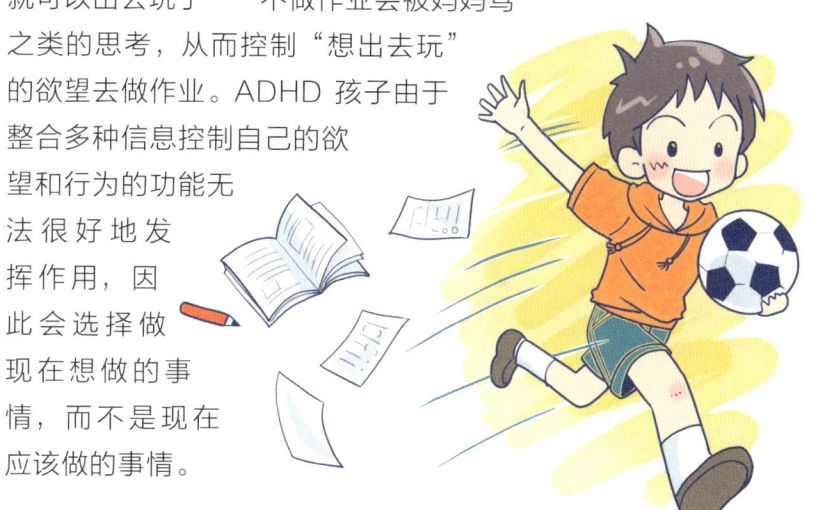

ADHD 孩子的年龄 = 实际年龄 × $\frac{2}{3}$

ADHD 孩子的精神年龄大概只有实际年龄的三分之二。也就是说，即使这个孩子已经 10 岁了，他的精神年龄也只有 6 岁左右。有研究指出，ADHD 孩子的与执行功能相关的大脑皮质要比一般人的花更长的时间才能变厚。因此，按照 10 岁的年龄要求他，这种期待本身就不合理。

工作记忆差

很多 ADHD 孩子不擅长记忆。例如，妈妈发出 3 个指令，他只能记住 1 个；把想做的事情忘得一干二净，丢三落四；用完的东西无意识地随手一放，之后就不知道放在哪儿了，总是在找东西。时常出现与记忆相关的各种问题。

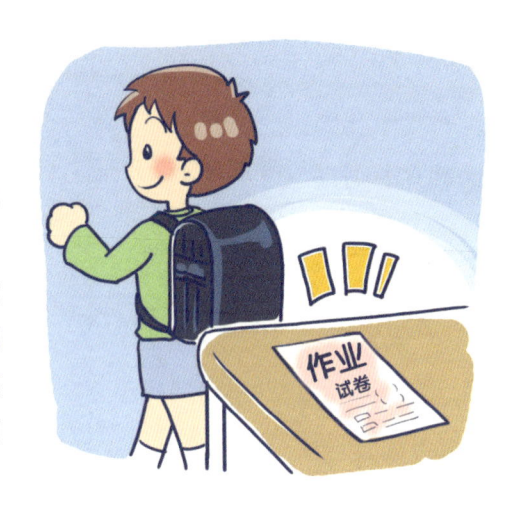

无法专心

即使被鼓励说"加油""认真做"，ADHD 孩子在完成一件事上也要比其他孩子付出更多的时间、努力和精力。他们不是缺乏能力，而是难以发挥其能力，难以为实现目标而坚持不懈地行动。不是 ADHD 孩子的意志薄弱，而是他们的大脑天生就是这样的。

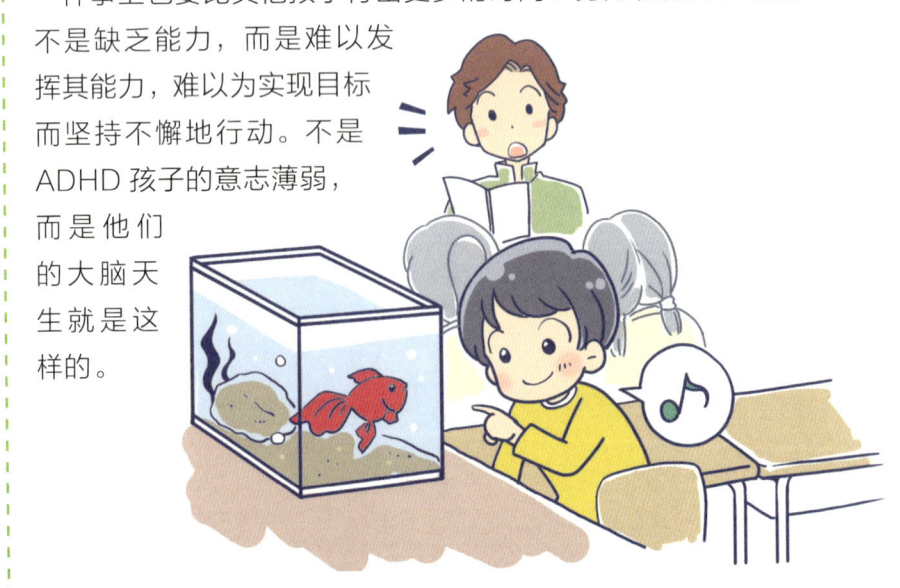

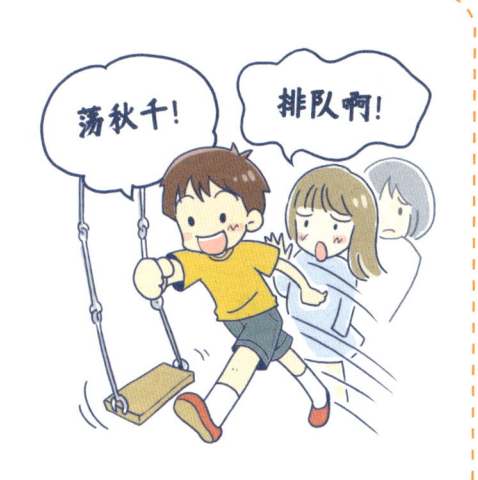

不擅长等待

ADHD 孩子经常与朋友、老师发生冲突。他们的反应方式和情绪的激烈程度很难被周围人理解,大家会有"为什么这个孩子会这样"的困惑。因为 ADHD 孩子不能很好地考虑周围的人和事,所以他们的行为和发言常常容易被认为是自私的、任性的。

其他……

ADHD 的主要症状有无法保持安静、容易厌倦、不能遵守顺序、不擅长按指令行事、容易分心、不能安静地玩耍、经常丢三落四、不顾后果地往前冲、做危险的动作等。这些症状在普通孩子身上也会出现,被认为是孩子气的表现。这些问题在 ADHD 孩子身上比在一般同龄孩子身上更为明显,而且频繁出现,相对于年龄而言他们的心理幼稚,所以表现显得很糟糕。

ADHD 孩子的抗压能力差,他们如果总是被这样那样地指责,就会逐渐失去自信,无法积极地面对事情。那些因为口无遮拦而惹麻烦的 ADHD 孩子会觉得"什么都不说就不会惹麻烦了",于是缄口不言,畏首畏尾。

那些我们觉得"稍微想一下就能明白的事情",他们却不懂,甚至要花很长时间才能明白。另外,那些在做的过程中就应该明白的事情,他们要在全部做完之后才知道,所以"为时已晚"。

ADHD 孩子出现问题，并非妈妈的教育方式之过！

一旦孩子有问题，全世界的人都会认为"妈妈的教育方式有问题"，但是，ADHD 孩子本来就很难养成良好的习惯。

● ADHD 的孩子很难管教

一旦 ADHD 孩子出现问题，老师、家中的长辈和其他孩子的父母就会指责说"妈妈的教育方式不好"，但这是错误的。

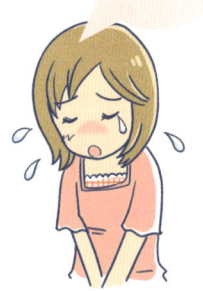

教育 ADHD 孩子并非易事。即使父母拼命努力，通常的管教方式也很难奏效。假设要完成一件事，非 ADHD 孩子的家长需要付出 10 分的努力，那么 ADHD 孩子的家长需要付出 20 分、30 分的努力。一位妈妈付出了 15 分的努力却没能把孩子管好，还差 5 分，即便如此，我们也不能说她努力得不够吧。

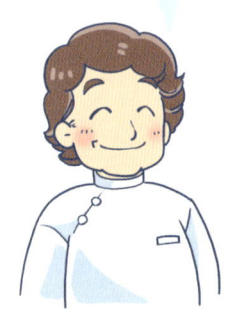

更何况 ADHD 孩子即使是已经养成的习惯也很难固定下来。

● 有好养的孩子，也有难养的孩子

即使在旁人看来这个孩子的问题是家庭管教不严导致的，真相也未必如此。其证据就是，即使是在同一个家庭中以同样的方式养育的孩子，有的孩子也能毫无问题地生活。有的孩子好养，有的孩子难养。

我们要理解孩子的特点，不要因其小小的失败而生气，温暖、平静、微笑地守护他们就好。

我们对 ADHD 有所了解就不会那么着急，就可以想出适合孩子特点的育儿策略。虽然我们可能会走弯路，但也要和 ADHD 孩子一起快乐地度过人生。

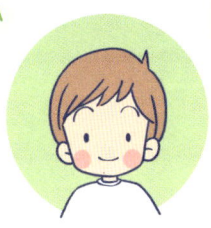

环境非常重要

小 A　　　　　　　　　　　　　　　　　　　小 B

有 ADHD 的同卵双胞胎，3 岁时被不同的家庭收养

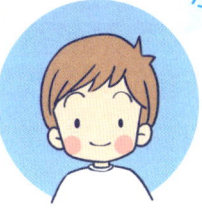

接受医生的诊断，被深爱着长大　　　　　　在打骂中长大

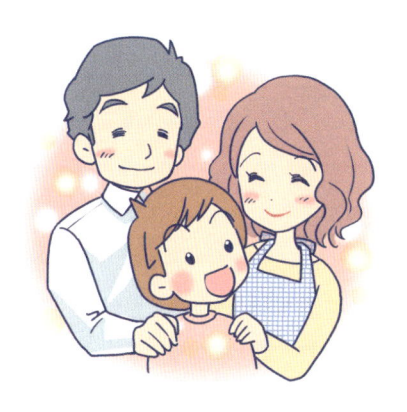

由于 ADHD 的特征，父母养育他很辛苦。明确诊断后，父母一边想办法进行家庭干预，一边寻求学校老师的协助。

爸爸一喝酒就对家人说脏话，实施暴力。妈妈虽然很疼爱小 B，但小 B 很难管教，再加上生活困窘，夫妻关系也很差。

8 岁的小 A 与大家友好相处　　　　　　8 岁的小 B 是问题儿童

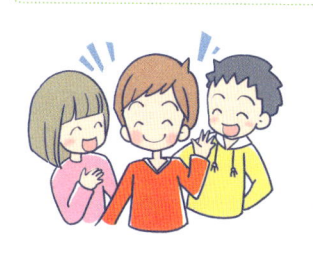

ADHD 孩子很难养育，这并不是妈妈的错，环境对孩子的成长也有很大的影响。就像这两个孩子，拥有相同的基因，都有 ADHD，但在 8 岁时却出现很大的差异。如果他们分别继续在之前的环境下成长，他们之间的差异会更大。

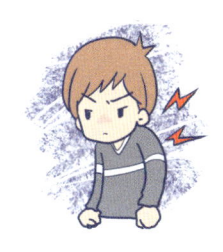

第 ❷ 章 ADHD 的症状·成因·对策 031

• 莫扎特和莱昂纳多·达·芬奇也有 ADHD！•

发挥 ADHD 的优势！

ADHD 人士中的很多人会得到理解、支持和鼓励。他们能通过自己的努力实现目标，找到自己的生存之道，度过充实的人生！

● **ADHD 的特征也可以成为优势**

那些幼年时被认为有 ADHD 特征的人，有着自由、独特的想法，工作上富有创造力，以独特的魅力吸引他人，发挥着领导力。他们会突发奇思妙想，因为不拘泥于既成的概念和模式，思维转换灵活，能迸发出灵感火花，提出与他人不同的理论。而大人的使命就是创造能发掘 ADHD 孩子隐藏的优秀特质，发挥其潜能的社会！

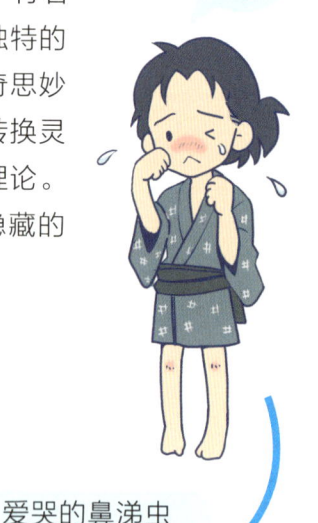

坂本龙马也有 ADHD！

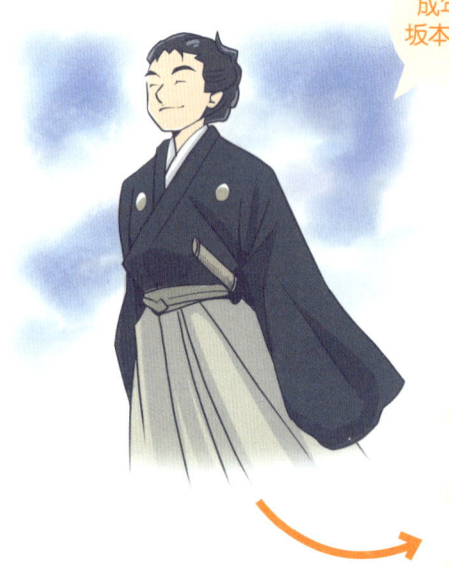

小时候的坂本龙马

成年的坂本龙马

爱哭的鼻涕虫

10 岁还尿床

被私塾的老师认为脑子笨而放弃

为确立日本的新体制而奋斗

不拘泥于世俗成见，拥有宽广的世界观

剑道达人

换种说法描述 ADHD 的特征

❶ 把"注意缺陷"的症状当成优点考虑

症状	优点
不能细心观察	凭直觉灵活应对
无法保持注意力集中	转换快，容易适应新场景
无法按计划行事	突发奇想，新想法多
忘记每天的活动	不受限于日常的固定流程，具有创造性
讨厌需要精神上持续努力的任务	探索更好的做法

❷ 把"无法保持安静"的症状当成优点考虑

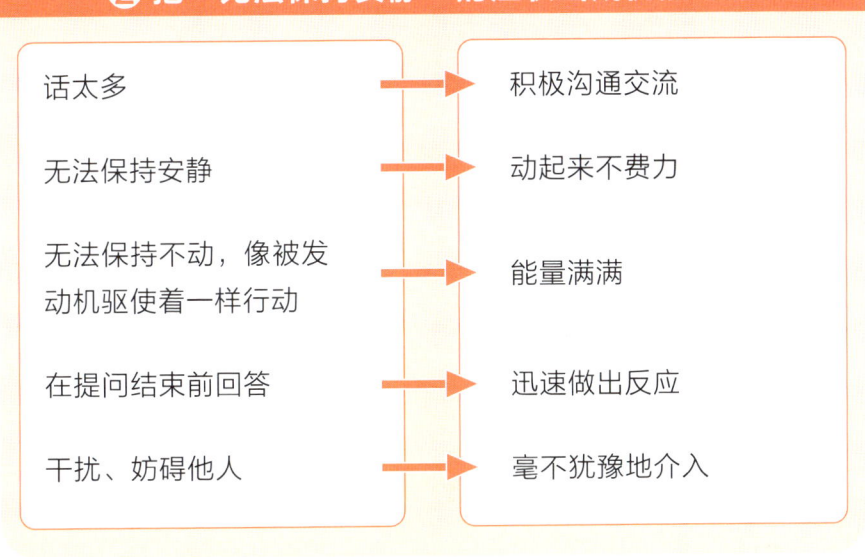

症状	优点
话太多	积极沟通交流
无法保持安静	动起来不费力
无法保持不动，像被发动机驱使着一样行动	能量满满
在提问结束前回答	迅速做出反应
干扰、妨碍他人	毫不犹豫地介入

⑤ 容易被误认为 ADHD 的其他发育障碍

特定学习障碍（specific Learning Disorder,LD）和孤独症谱系障碍（Autism Spectrum Disorder,ASD）与 ADHD 的症状相似，但应对方式不同。用 ADHD 的治疗方法治疗无效时要考虑可能是其他发育障碍。

ADHD 与 LD

大约 30% 的 ADHD 孩子有 LD

大约 90% 的 ADHD 孩子有学习上的问题

大约 30% 的 ADHD 孩子有 LD，大约 90% 的 ADHD 孩子有学习上的问题。都是不会做算术题，ADHD 孩子是因为无法持续集中注意力，而 LD 孩子则是因为无法理解数字和算数等概念。无论是哪一种，都不是靠训斥就能解决的。

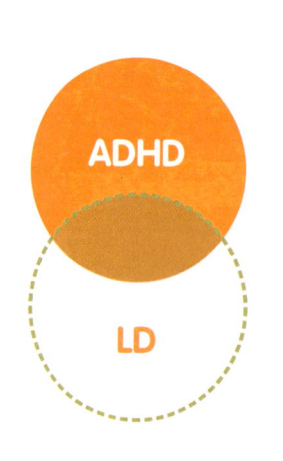

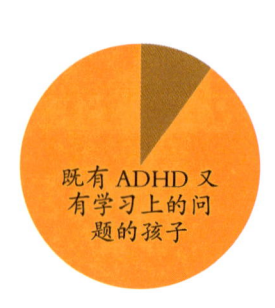

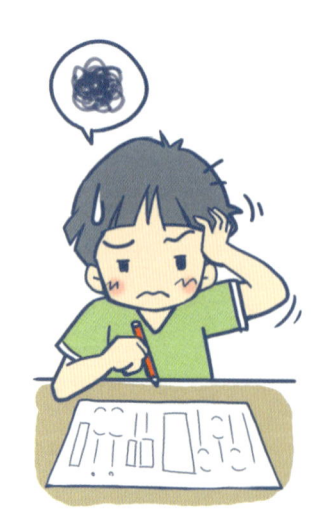

既有 ADHD 又有学习上的问题的孩子

● LD 是非常极端的学习困难

很多 ADHD 孩子共患 LD。LD 孩子的智力是正常的,但特别不擅长阅读,或者数学能力明显落后,即在某一领域的学习能力明显低于其他领域。

大量练习是没有用的,我们需要根据孩子的特点调整教学方法。

另外,我们可以根据实际情况允许孩子使用平板电脑代替抄写等不擅长的任务,运用合理的方式减轻孩子的负担。ADHD 和 LD 都有学习落后的问题,但应对方法不同,如下所示。

ADHD 需要通过调整环境来维持动机

ADHD 孩子需要在安静的环境中学习,可以的话还要给些奖励,激发其干劲,使其集中精力学习。但是,对于 LD 的孩子来说,这种方法是没有效果的。例如,针对不擅长阅读的孩子,我们就需要借助下图这样"创新的教学方法"。

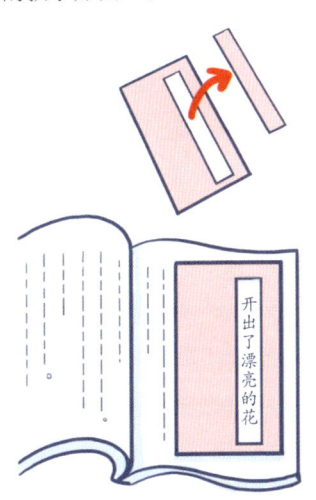

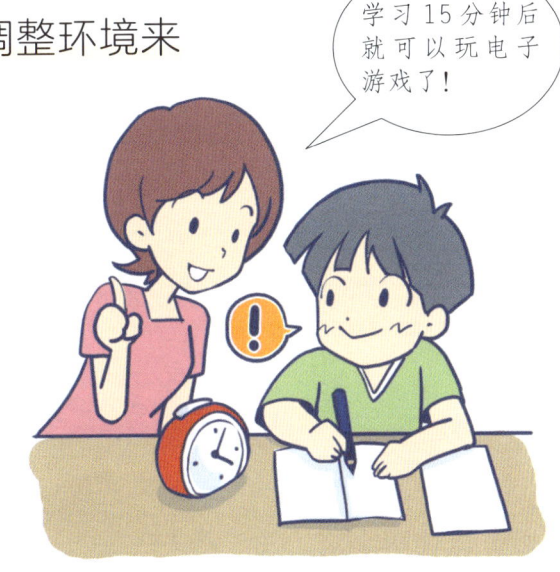

学习 15 分钟后就可以玩电子游戏了!

开出了漂亮的花

LD 需要在教学方法上创新

把厚纸壳抠出一个长方形框,盖在字上一行一行地读。

ADHD 与 ASD

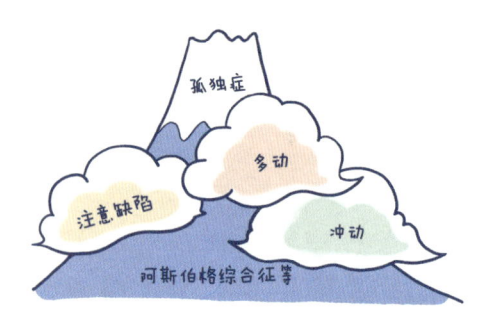

ASD
- 社会性（人际关系）的障碍
- 沟通交流的障碍
- 社会想象力的障碍

孤独症谱系障碍的山峰（孤独症、多动、注意缺陷、冲动、阿斯伯格综合征等）

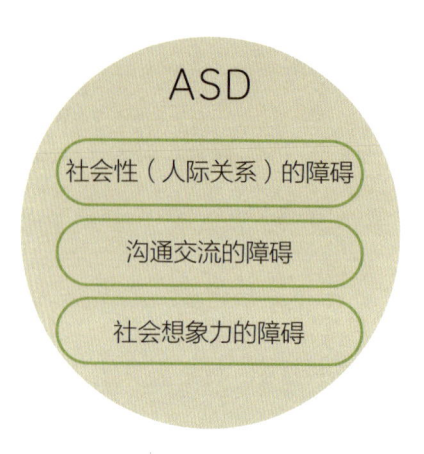

具有上述特征的障碍［广泛性发育障碍、孤独症、非典型孤独症、阿斯伯格综合征、高功能孤独症（不伴有智力落后的孤独症）、未特定的广泛性发育障碍等］都属于 ASD。

很多时候我们会被孩子的调皮、总是动来动去、无法养成日常生活的基本习惯等注意缺陷、多动和冲动的症状所吸引，从而忽视了 ASD 的特征。

● **ASD 有时会出现与 ADHD 相似的症状**

ASD 有上述三大基本障碍，ADHD 和 ASD 也有很多非常类似的情况，但不同障碍的应对方式也有很多不同。

DSM-5 中有 ADHD 和 ASD 共存的表述。

ADHD 的症状是比较容易看出来的，但 ASD 的症状很多时候需要仔细观察才能发现。如果一个人除了注意缺陷、冲动、多动的表现，还有社交困难、不擅长沟通、难以理解对方心情、固执等 ASD 的表现，那么我们就需要采取相应的措施。有的孩子乍看之下能很好地适应集体生活，但其实他的内心非常痛苦，因此，我们要注意仔细甄别。

6 为什么需要治疗 ADHD？

实际上 ADHD 很早就存在了。为什么现在需要治疗了呢？

治疗能改善症状

接受诊断

- 识别孩子的长处和短处
- 懂得如何引导孩子发挥优势
- 了解我们曾经在对待孩子时犯的错

开始治疗

- 让孩子的生活变得容易
- 让孩子更容易发挥自己的特长

> 原来如此！终于懂得如何与孩子相处了。

● **很多孩子治疗后好转**

大量科学研究证明，ADHD 孩子所表现出的行为并非是"没有干劲"，也不是因生活问题或家庭管教方式引起的，而是与大脑神经生理学上的状态有关。现在很多孩子在接受已经被证明有效的治疗方法治疗后好转了。

ADHD 的诊断不是给孩子"贴标签"，而是指出了干预的方向。因此，为了孩子的未来，家长应该积极地予以治疗。

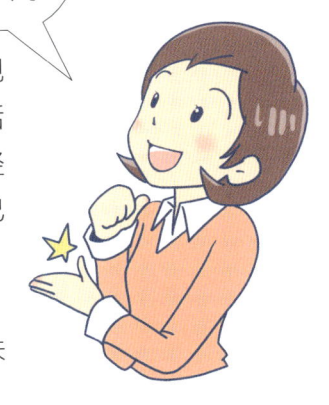

孩子的生活一点点变得轻松

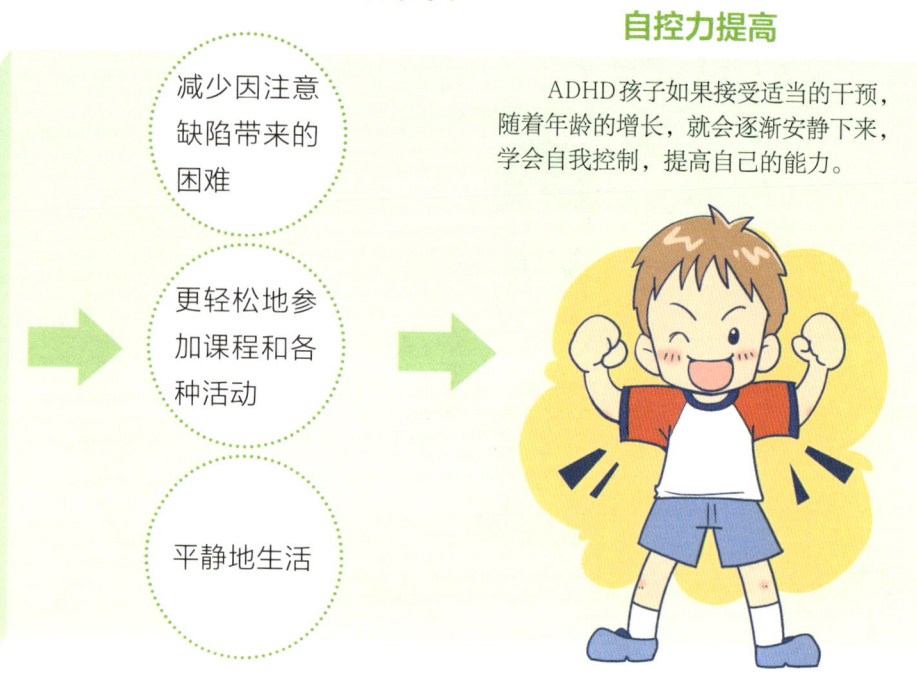

自控力提高

减少因注意缺陷带来的困难

更轻松地参加课程和各种活动

平静地生活

ADHD孩子如果接受适当的干预，随着年龄的增长，就会逐渐安静下来，学会自我控制，提高自己的能力。

● **坚持不懈地干预的话，孩子会成长的**

例如，有些孩子无法保持安静，注意力难以集中，这就会影响到其上课的效率。而从孩子的角度来看，他是因为ADHD，才不能在课堂上好好学习，才在完成任务和做作业时总是拖延、不情不愿，从而无法充分发挥自己的能力。

无法按时交作业、上课态度不好等原因会使孩子的综合分数很低，升学时孩子可能无法进入理想的学校。由于粗心大意而不能遵守重要的约定时间，可能会使孩子错失重要的机会。

孩子也会因为只顾快乐地享受当下，而无法做出前瞻性的合理决定。

因此，为了将来不因未能帮助孩子发挥潜能而后悔，家长有必要对孩子的ADHD进行治疗。

如果不治疗呢？

由于没有对ADHD进行治疗，孩子出现了拒绝上学等继发性障碍，这给很多孩子留下了痛苦的回忆。

不改变对应方式

ADHD孩子

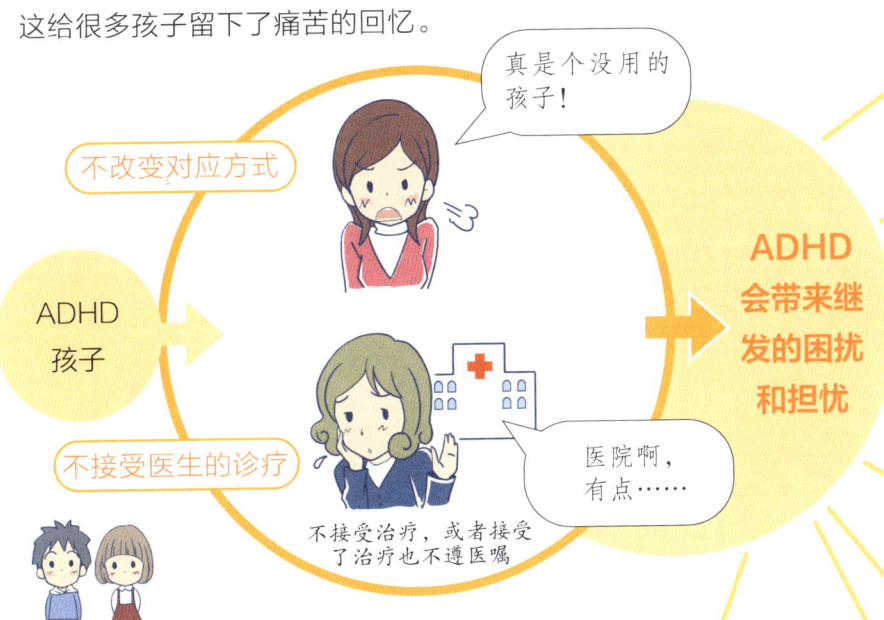

不接受医生的诊疗

真是个没用的孩子！

医院啊，有点……

不接受治疗，或者接受了治疗也不遵医嘱

→ ADHD会带来继发的困扰和担忧

● **因为继发性障碍而更加痛苦**

ADHD孩子因为经常被斥责，所以会想通过欺负比自己弱小的人排解心中的苦闷。他们也会对自己失去信心，从而对学校产生不适应感。这种情况引发的各种问题被称为继发性障碍。

因此，在孩子出现霸凌和不良行为之前的阶段，也就是孩子进入青春期之前，在学业上开始受挫的阶段，周围的大人给予适当的应对是非常重要的。

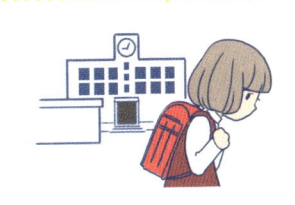

拒绝上学

很多孩子不愿意去上学，因为他们在学校里不开心，不能很好地参与集体活动，与同学关系不融洽，甚至被欺负。如果他们同时有学业落后的问题，那么学校对他们来说实在不是一个舒服的地方。他们还会经常因为上课态度和学习等方面的问题被老师训斥，就更不想去学校了。

自我评价低

他们经常被父母和学校老师责骂，再加上学习和运动都不行，会自认为"我是个什么都做不好的废物"。一旦自我评价降低，他们就会破罐子破摔，"反正我什么也做不好"，也会变得抑郁。

> 我什么都做不好。

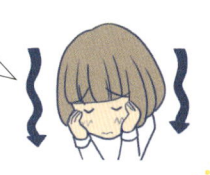

学业不良

> 不知道怎么学习。

ADHD 孩子的智力并不低，但是他们会由于 ADHD 的特性，如因很小的声音而分散注意力、难以长时间安坐等，无法专心做一件事，出现学业上的落后。另外，他们不能完整地听完老师的话，经常丢三落四，很难准备好学习所需的物品，这些都会导致学业不良。

欺负别人

虽然他们不是故意的，但结果往往会伤害到对方。本来他们是出于好玩而做的事情，却让对方受伤，即使被警告也屡教不改，所以会被认为是故意欺负别人，或者性格不好，因而被讨厌。

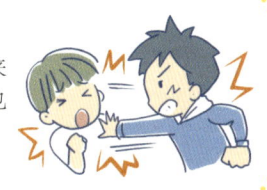

被欺负

> 再也不和你玩了！

他们会因上课忘记带所需的物品而被训斥，没能好好记住任务的步骤而使任务失败，稀里糊涂地跟不上班级整体的节奏，在各种各样的活动中拖大家后腿，因而被大家抛弃、排挤、孤立。他们也会因为一些小事而被嘲笑、贬低。

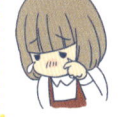

对立违抗障碍和品行障碍等

ADHD 孩子如果一直被误解，受到错误的对待，在学龄期会共患对立违抗障碍，甚至在青春期前后会共患品行障碍。对立违抗障碍是指反复出现易激惹或故意挑衅他人的行为的一类障碍。品行障碍是指对他人具有明显的攻击性，反复说谎或盗窃的一类障碍。这两种障碍都会引起学业、职业及社会上的显著问题。

交通事故和怀孕

ADHD 孩子不擅长提前制订计划，很容易因为赶时间而发生交通事故。另外，他们也会出现在十几岁时怀孕或生小孩等性发育成熟提前的情况。

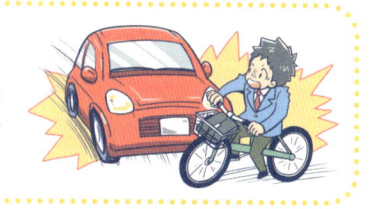

7 父母能为孩子做的第一件事是什么？

父母的干预方式会让 ADHD 孩子的状态迅速发生变化！

具体策略 1　重要的是改变应对方式

治疗的出发点 =
停止不恰当的
应对方式

● **仅仅是改变应对方式就有治疗效果**

如前所述，ADHD 孩子能够通过周围大人的支持而克服 ADHD 的表现，也可能因此而难以适应社会。

父母能为 ADHD 孩子做的第一件事就是，停止"吼叫""殴打""言语伤害"等不恰当的应对方式。仅此一点就可以让孩子的生活发生巨大的变化。这是 ADHD 治疗的重要起点。如果是轻度的 ADHD 孩子，仅凭这些就能取得相当好的治疗效果。即使是需要药物治疗的孩子，如果没有找到适合孩子的应对方法，ADHD 的治疗方案也是无法发挥作用的。

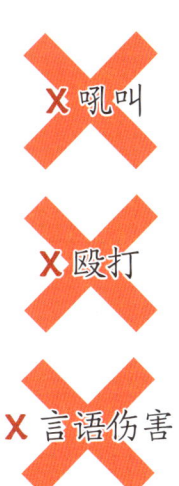

✗ 吼叫

✗ 殴打

✗ 言语伤害

● **只有理解了才不会放弃**

我们在思考如何与 ADHD 孩子相处时，非常重要的是理解 ADHD。对父母来说，很多时候他们苦于无法理解 ADHD 孩子的行为，也会失去养育孩子的信心。

理解 ADHD

但是，通过理解 ADHD 的特征，他们就可以坚持不懈地进行干预，养育孩子也会变成一件快乐的事情。

● 切断恶性循环的是父母！

在 ADHD 孩子的家庭中，父母经常被孩子的状态牵着鼻子走，无法很好地应对，导致孩子的状态更加糟糕，形成恶性循环。这样一来，亲子关系也会变得糟糕，双方之间产生裂痕。因此，切断这个恶性循环是有必要的。

那么，谁来切断它，怎么切断它呢？您可能会想："要是孩子能听我的话就好了，那样我就不会反复唠叨了。"您和您的孩子，谁更有这个能力呢？当然是您了。

因此，爸爸妈妈们，请带着勇气和希望改变与孩子的互动方式吧！

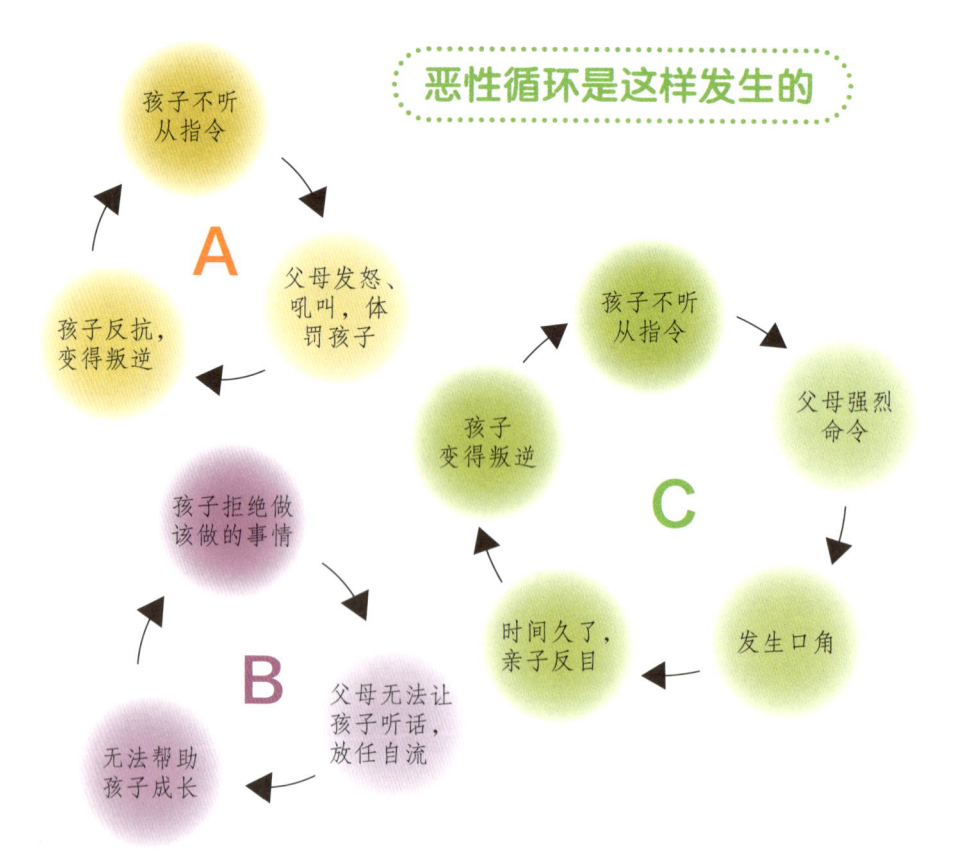

摆脱恶性循环

恶性循环是这样发生的

A
- 孩子不听从指令
- 父母发怒、吼叫，体罚孩子
- 孩子反抗，变得叛逆

B
- 孩子拒绝做该做的事情
- 父母无法让孩子听话，放任自流
- 无法帮助孩子成长

C
- 孩子不听从指令
- 父母强烈命令
- 发生口角
- 时间久了，亲子反目
- 孩子变得叛逆

具体策略 2 通过书籍等获取知识，必要时咨询专家

孩子可能有 ADHD，感觉很难养育

阅读有关 ADHD 的书籍，采用书中所写的对策

如果这样也无法解决的话

寻找这样的同行者
- 能够回答自己疑问的人
- 能一起思考的人

● 首先，与身边的人商量一下

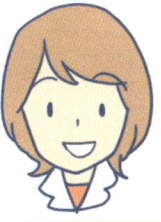

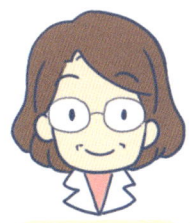

学校老师　　学校临床心理士　　保健医生　　教育咨询所的心理治疗师

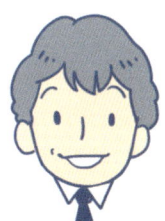

首先要与学校的老师和临床心理士谈谈，必要时可以到教育咨询所和保健中心等公共窗口咨询。讲讲您的烦恼，听听对方的说法，如果想要更具体的建议，也可以让对方介绍治疗儿童发育问题的医院。

编注 "学校临床心理士"和"教育咨询所"详见书后附录"日文专有名称说明"。

● 去能诊治儿童发育问题的医院接受诊疗

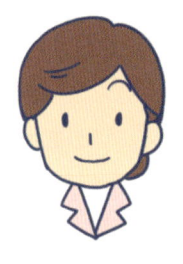

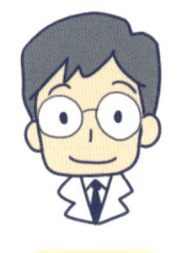

儿科　　　精神科　　　心理科

诊疗孩子的发育问题，不同的医院有不同的科室，如儿科、精神科、心理科、儿童精神科等。因此，去医院前最好先咨询一下，找到能解答自己疑问的医生。同时，自己也要通过阅读书籍等方式了解 ADHD。

如果依然无法解决的话

● 莫要独自承担，请咨询专家

首先，通过阅读书籍等方式学习，尝试使用书中描述的方法应对 ADHD。

如果这样并不能解决问题，请咨询幼儿园的老师、临床心理士和保健医生等，询问孩子在集体中的表现，寻求学校的支持。

如果学校或家庭的干预措施都没有什么效果，家长最好带孩子去医院。要是能找到一家可以帮助自己解决问题的医院是最好的。当然，家长也要考虑是否有必要在多个医院之间奔波。

重要的是，不要一边担心一边迟迟不肯就医。虽然不是所有人都要去医院接受治疗，但您如果尝试了各种方法都不奏效，就应该带孩子去做诊断，必要时考虑接受药物治疗。

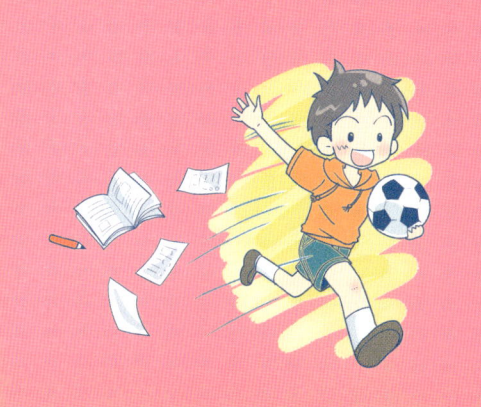

第 3 章

改变应对方式，孩子也会改变

家庭中与 ADHD 孩子的相处方法

了解了 ADHD 孩子的特征，就能够理解他们的行为，并根据他们的特征进行干预。如果父母以这种方式参与其中，孩子就能逐渐学会自我控制，充分发挥自己的能力。

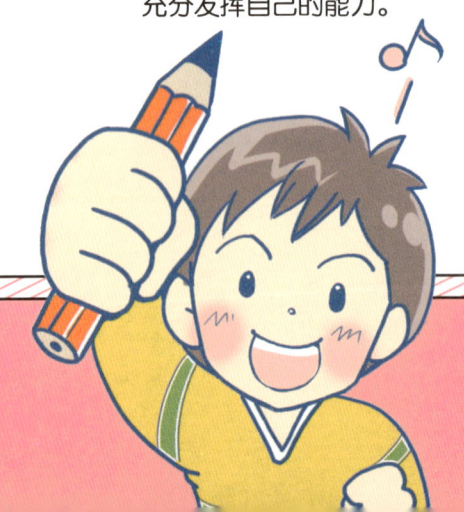

与ADHD孩子相处的四大原则

只要做好4件事，孩子就会改变！

让父母和孩子都能幸福的ADHD相处法则。
父母齐心合力会更有效！

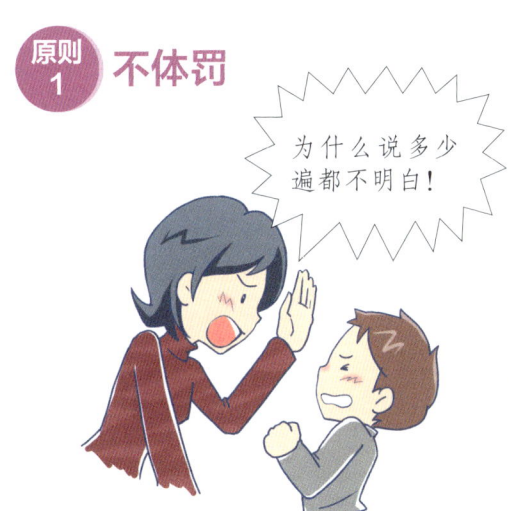

原则1 不体罚

"为什么说多少遍都不明白！"

我们很努力地培养孩子，但孩子完全没有按照我们希望的方式成长，因此，我们感觉遭到了打击，甚至可能会失去作为父母的信心，会对孩子的存在感到愤怒，于是，我们可能会忍不住动手打孩子。但是，体罚并不能让事情变得更好！

● 在挨打中长大的孩子，会变成打人的孩子

有的父母一边想着"不应该打孩子啊"，一边又忍不住打孩子。还有的父母是为了管教孩子而对孩子进行体罚。这些父母会认为这样做没什么错，因为他们也是在挨打中长大的。然而，经常被打的孩子会通过打别人来表达自己的感受。因此，为了教导孩子不能使用暴力，我们必须停止打孩子。

● 体罚即使有效，也是暂时的

体罚虽然暂时会起作用，但从长远来看并不是有效的管教方式。打孩子会摧毁孩子身上的很多东西——对大人的信任感、与父母的羁绊、无忧无虑的心情，以及对自己和对大人的爱。希望父母们能在不破坏这些美好的前提下养育孩子。

● 憎恨父母，背负永不消逝的深深的创伤

当父母打孩子时，即使是孩子自己的问题，孩子也会对父母产生愤怒和仇恨。另外，武力压制会让孩子总是处于战战兢兢的状态，无法自信地开创自己的人生。

● 意味着虐待

如果说"习惯性体罚""父亲喝醉了施暴"是身体虐待，那么"反复说让孩子内心受伤的话"则是心理虐待。这些话会给孩子的心灵造成一生都无法抹去的创伤，导致他们在青春期出现自残行为，甚至走上歧途。

当家庭中存在虐待行为，仅靠家庭力量无法改善时，最好向儿童咨询中心或当地家庭支持中心寻求帮助。

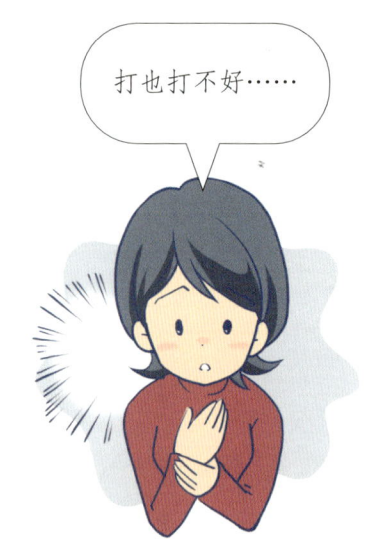

> 打也打不好……

原则 2　减少提醒次数

● 提醒时，请先引起孩子的注意

你是不是一味地批评孩子的缺点？首先，要减少责骂的次数。

当孩子全神贯注于某事时，他往往听不到周围的声音，因此，请在提醒他之前先引起他的注意。提高声调、讽刺挖苦，只会让孩子心情烦躁，对想做的事情失去干劲，还是停止这种方式吧！

前几次可能听不到……

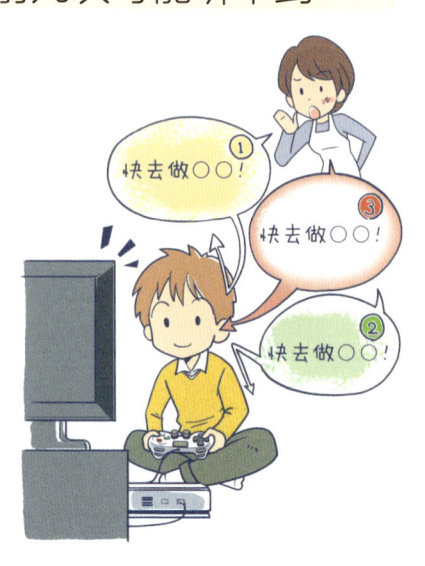

> 快去做○○！ ①
> 快去做○○！ ③
> 快去做○○！ ②

原则 3　改变与孩子的说话方式

停止"恶言恶语、吼叫、言语伤害"

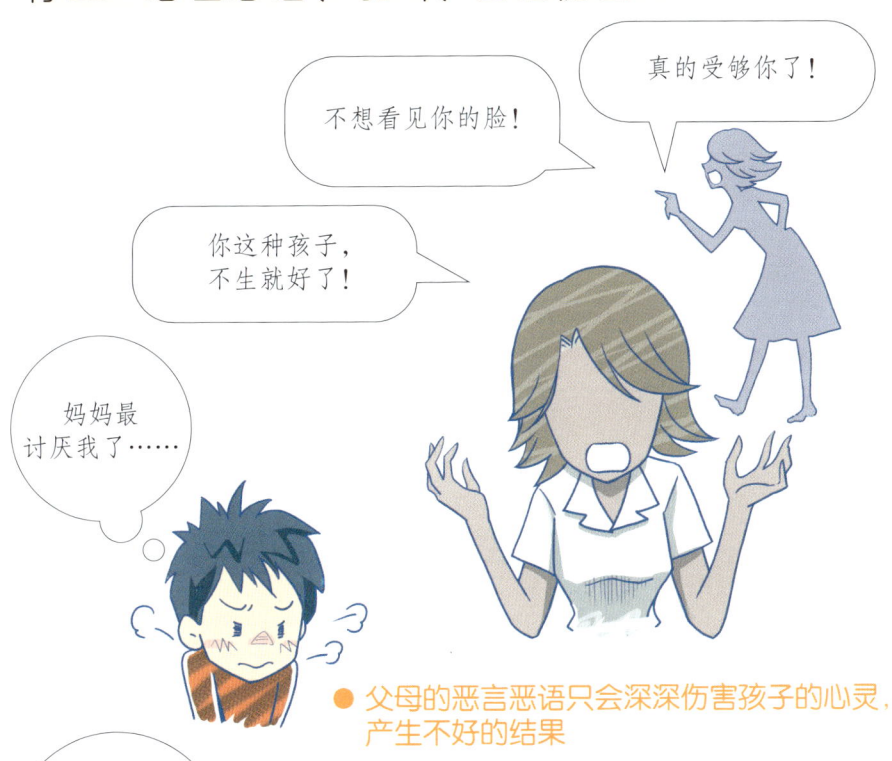

> 真的受够你了！
> 不想看见你的脸！
> 你这种孩子，不生就好了！
> 妈妈最讨厌我了……
> 就像妈妈说的，我要是没被生下来就好了……

● **父母的恶言恶语只会深深伤害孩子的心灵，产生不好的结果**

批评孩子时，有些父母会忍不住说出"我受够你了"之类的恶言。这不仅无法改变孩子的行为，还会让孩子感到自己被否定，从而把他推向不好的方向。恶言恶语和殴打一样会给孩子造成伤害。因此，不要说消极的话。

众所周知，如果孩子反复受到辱骂，他的听觉皮质体积就会增大。这样一来，在听别人说话或与人对话时，大脑的负担就会增加，认知功能也会受到影响。

● 让孩子在心中"录制"好的信息

即使是一个被反复提醒还是很容易忘记的孩子，在面对自己的负面评价，如"没干劲的孩子"之类的话时，他也会把这些话不断地"录制"在心里，在心中反复聆听那些痛苦的信息。因此，父母一定要多发送正面、积极的信息！

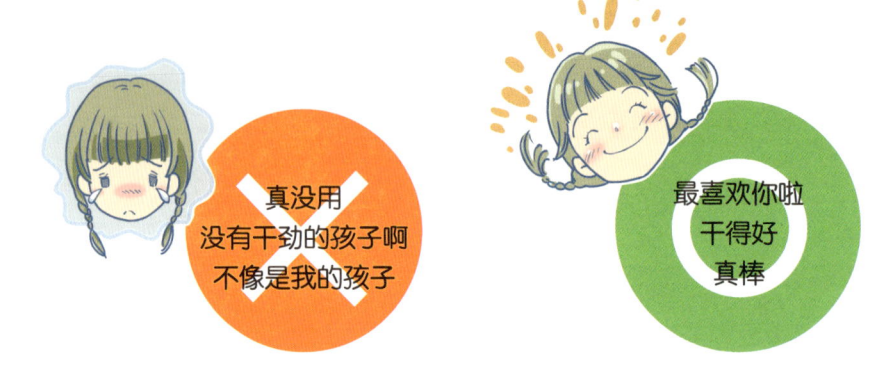

✗
真没用
没有干劲的孩子啊
不像是我的孩子

○
最喜欢你啦
干得好
真棒

原则 4　是故意的吗？摆脱误解

这是错误的！！！

★ 我家孩子总撒谎！

★ 他就是不听话，故意和我作对。

★ 他嘴上说着"要做要做"，却故意不做。

● "故意做让父母为难的事"的想法是一种误解

ADHD 孩子总说一些很容易被拆穿的谎话。他只是为了避免当场被骂，而不是想让父母为难。父母如果把他的行为看作"这孩子笨手笨脚的，只能这样做"，会更能帮助到他。

父母如果认为孩子就是故意为之，可能会给孩子的心灵带来重创，无法治愈。

让 ADHD 孩子顺利生活的方法

与 ADHD 孩子相处的九种战术

不要一味地口头提醒。
使用这些战术，让 ADHD 孩子的生活变得安定、美好。

战术 1　确定每天的日程

·制作日程表·

制作日常生活时间表，把它贴在显眼的地方。只有孩子的生活稳定、心情平静，全家人才会感到很轻松。

即使因为才艺学习等事情无法让孩子每天在相同的时间做相同的事，也要尽量调整好，这样每天的生活才会更加顺利。

爸爸、妈妈的日程安排也要做成时间表。趁孩子还小，找时间坐在他身边看着他写作业。

今天的日程

★ 做汉字测验
★ 做家务
　 晚饭后洗碗
★ 按照课程表准备学习材料

把当天的安排写在纸上或白板上，完成一项任务就划掉一个。重点是让孩子知道今天该做什么。

上午
7:00 起床
7:15 吃早餐
8:00 离家

下午
4:00 回家
4:30 写作业
6:30 吃晚餐
8:00 洗澡
9:00 睡觉

· 掌握日程 ·

给孩子准备一个大日历,上面可以写很多内容,让孩子随时记录日程安排。除此之外,还可以把当天的计划写在白板上,把当天必须要做的事情罗列出来。要让孩子知道自己应该先做什么。

为了让孩子意识到今天"必须做什么",重要的是不断地训练。

10月				周五	周六	周日
周一	周二	周三	周四	1 远足	2 足球	3
4	5 珠算	6 奶奶来	7	8 →	9 足球	10 爸爸的生日
11	12 珠算	13	14	15	16 足球	17 儿童协会
18 自行车讲习会	19 珠算	20	21	22 上午上课	23 足球	24
25	26 珠算	27	28	29	30 足球	31

让孩子帮忙,一起用贴纸和图章制作日程表。孩子通过这个日程表确认当天的安排。

译注 自行车讲习会是日本的一项交通安全教育活动。

● 管理游戏机和手机

游戏机和手机能俘获孩子的心,特别是有 ADHD 等发育障碍的孩子。如何教孩子与这些设备打交道是个很大的课题。

最简单的控制方法就是不给孩子玩游戏机和手机,但我们还是有必要让孩子学习自我管理的方法。

①规定玩的时间。
②规定做完作业可以追加玩游戏的时间。
③规定结束的时间。

平日就按照以上的标准做,休息日可以适当增加玩的时间,但不要连续玩太长时间。

● **练习停止玩游戏机和手机**

试着使用积分制吧。

孩子如果能做到在规定的时间结束游戏,就可以获得 10 分;能积攒 10 分,周末就可以追加 30 分钟的游戏时间。让孩子明白"只要遵守规则就有好事发生"。

父母在给孩子买手机的时候就要定好规则,手机"可以玩到晚上 8 点",之后要放在父母管理的地方充电。

很棘手

· **玩电子游戏的对策** ·

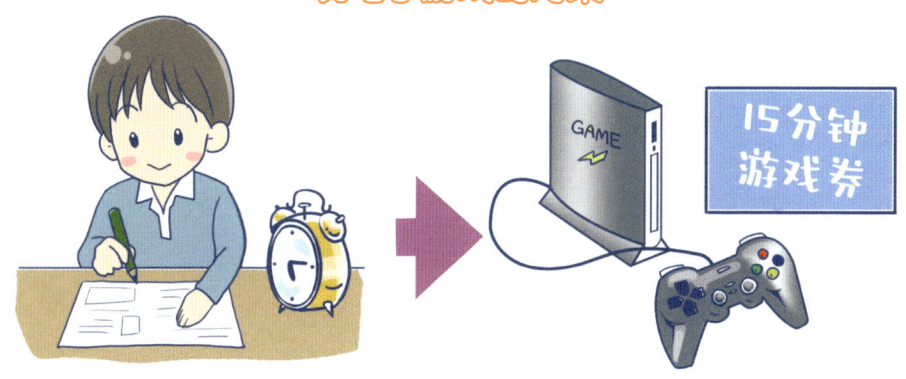

学习 15 分钟……　　　　可以玩游戏 15 分钟!

这里推荐几种玩电子游戏的应对方法,即让孩子在学习后的一个固定时间内玩电子游戏,或者实行积分制(参照第 58 页),即约定每天只玩 1 个小时游戏,按时结束后给 10 分,积累到 500 分就可以买新的游戏软件,如果能好好地遵守游戏时间也可以买新的游戏软件,这样孩子就会有很高的配合意愿。

忍不住玩了很长时间

·长时间玩游戏机和手机的对策·

家长如果完全不允许孩子玩游戏机和手机，就会剥夺他和同伴的共同语言，因此，要限制使用时间。

制订玩游戏机和手机的规则

规则由父母和孩子商量后决定，写在纸上并贴在固定的地方。

★ 规定玩游戏机和手机的场所

★ 规定玩游戏机和手机的时间
平　日：□点到□点
休息日：□点到□点

★ 规定在游戏中金钱的使用方法

★ 规定保管游戏机和手机的地方
（充电器要放在父母的卧室里等）

★ 父母也要遵守规则

• 看电视的对策 •

一家人参考一周的电视节目表，决定看哪些节目。对于不擅长"等待"的 ADHD 孩子，家长可以通过录制视频或 DVD 的方式延迟孩子的满足感，也借此帮助孩子进行"等待快乐"的练习。

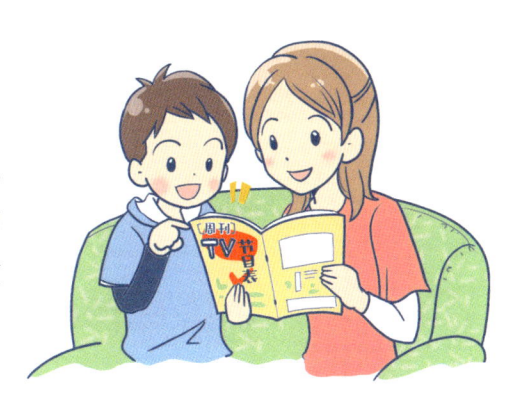

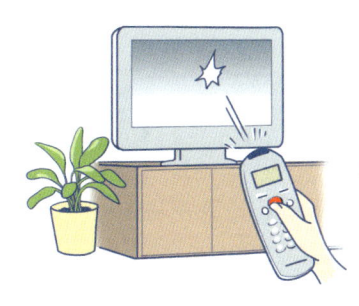

除了规定的时间，其他时间父母要关掉电视，打造一种没有电视的生活。孩子在学习，父母却在看电视，孩子是无法专注的。

● 培养网络安全意识

要让孩子知道，网上冲浪的乐趣中伴随着各种危险。

在网上发帖就像在自家门口贴一张海报，或者把自己的信息写在十字路口的广告牌上一样。

不要在网上发布自己的私人照片。父母有必要事先提醒孩子，有些人是怀有恶意的。

● 父母也需要具备网络知识

要合理控制孩子的浏览范围。

现在社会上经常发生孩子用手机支付几万日元话费的事件，父母要认真了解孩子的手机套餐的选择和费用，时不时地进行检查。

编注　当前，日元对人民币汇率：1 日元 ≈ 0.0491元 。

战术 2　严格选择提醒事项

● 提醒目前真正令人困扰的事情

　　ADHD 孩子不仅在学习上，在日常的所有事情上几乎都需要被人提醒，但有时别人无论怎么提醒都没用，孩子也受够了这些警告。因此，家长要思考"现在真正困扰我的问题是什么"，然后优先考虑纠正这个问题，其他不太重要的事情以后再说。

这个必须提醒！

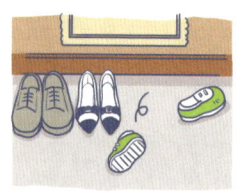

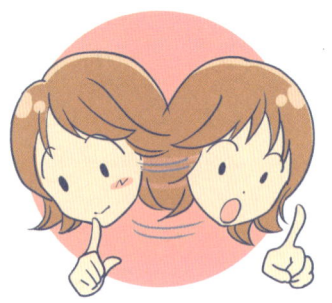

这个嘛，凑合吧……

准备好明天用的东西再睡觉！

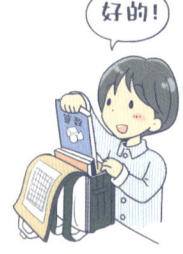

好的！

门口的鞋乱放……

区分提醒事项

★ **无论如何都要改掉**
犯罪、暴力、伤害自己

★ **尽可能改掉**
破坏家里的东西，偷家里的钱，未成年饮酒和吸烟，不遵守门禁

★ **尽量遵守**
日常生活的礼仪和规矩，基本的生活习惯

战术 3　写出不当行为，思考对策

第一步　写出在家里出现的问题

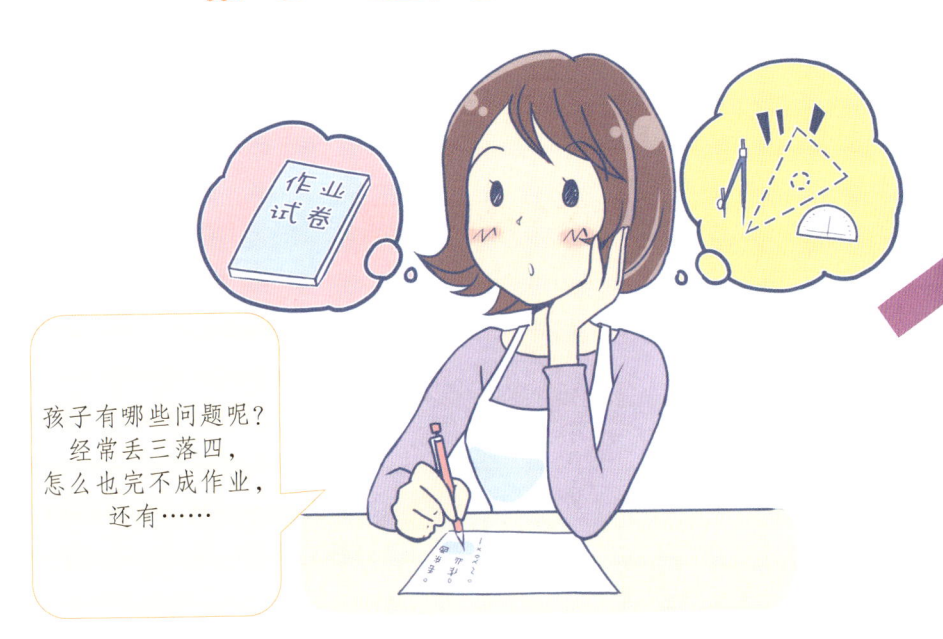

> 孩子有哪些问题呢？经常丢三落四，怎么也完不成作业，还有……

　　吃饭、做作业、帮忙做家务、睡觉，像这样按照项目分类，把想要改正的事情罗列出来。纸和笔是制订 ADHD 对策的必需品。先把问题写在纸上，问题会变得客观，也容易分析；然后思考，现在应该努力的重要目标是什么，考虑一下优先顺序。把大的目标和任务分成小的部分，一个一个地解决。给孩子定一个小目标，用简单易懂的方式说明做法，确保他能做到。

● 写出问题有助于客观评估

　　为了能客观地看待孩子，建议家长把问题写下来。家长会先入为主地认为"这孩子有 100 多个问题"，但真正写下来一看，其实并没有那么多。写完之后，家长就可以着手解决问题，但不要想着"他已经是 × 年级的学生，这种程度的事情应该能做到啊"，在思考应对方法时要把孩子当作实际年龄的三分之二的孩子谨慎地对待。

第 ③ 章 家庭中与 ADHD 孩子的相处方法

第二步　针对每个问题思考解决方案

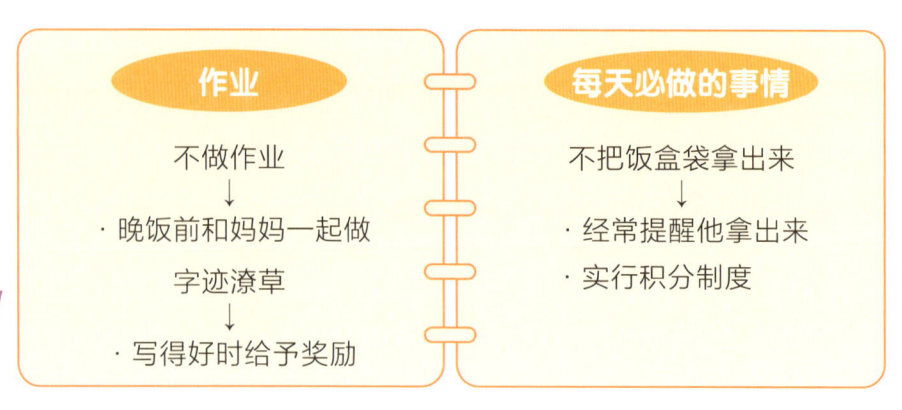

作业

不做作业
↓
· 晚饭前和妈妈一起做

字迹潦草
↓
· 写得好时给予奖励

每天必做的事情

不把饭盒袋拿出来
↓
· 经常提醒他拿出来
· 实行积分制度

找到孩子能接受并可行的方法。例如，就孩子不写作业的问题向老师或孩子朋友的妈妈请教，也许会学到意想不到的妙招。列出几个解决方法，在听取孩子的意见的同时选择可行的做法。

第三步　将明确的做法写在纸上，贴在显眼的地方

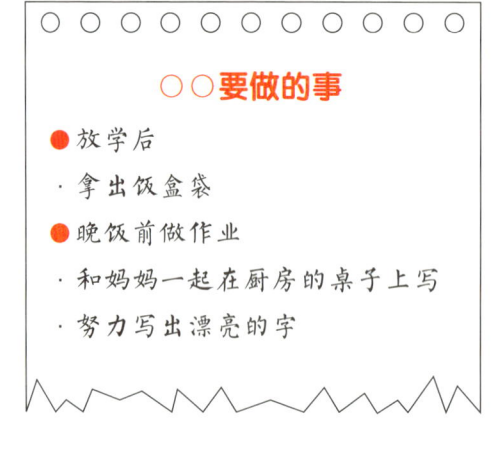

○○**要做的事**

● 放学后
· 拿出饭盒袋
● 晚饭前做作业
· 和妈妈一起在厨房的桌子上写
· 努力写出漂亮的字

> 现在要做作业了！

确定好的事情一定要贴在孩子容易看到的地方。不过，对孩子来说，它一开始很显眼，逐渐就会变得像壁纸一样被忽略，因此，家长要时不时地重新写一下，让它焕然一新，更加醒目。

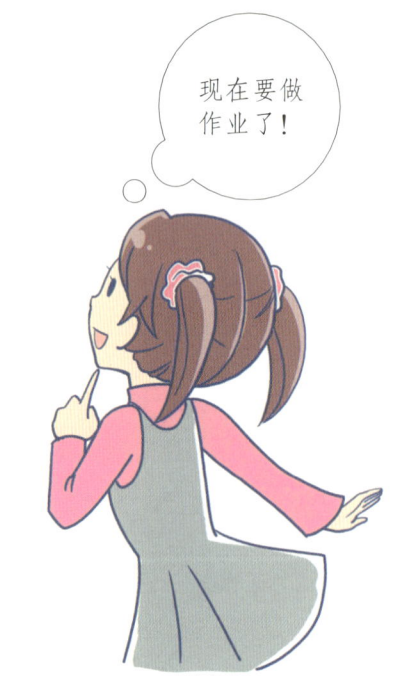

战术 4　激发干劲的两种方法

·积分制·

● **用奖励激发干劲**

　　ADHD 孩子总是会嫌事情麻烦，明明知道怎么做却做不到，提不起干劲。一旦有人命令他们"去做"，他们还会激烈反抗。因此，如果家长要求他们"必须做"，或者说"这不是你应该做的吗？"这样的话，他们的干劲就会下降。相反，如果他们自己想做，他们的干劲就会一下子高涨起来。因此，如何激发孩子的干劲是关键。

　　对这样的孩子最有效的方法就是积分制。要更频繁、更迅速、更具体地给予奖励，想办法持续激发孩子的干劲。刚开始时，建议父母这样说，"以前即使你在家里表现得很好，也没有得到充分的奖励，现在我们试试用积分制奖励你吧"。

● **目标明确才能全力以赴**

　　把活动列表贴在显眼的地方。事先准备好空瓶和弹珠。孩子如果做到了约定的事情，就可以获得 1 个弹珠，然后放进瓶子里。这样可以让孩子看到积攒的弹珠，弹珠变得越来越多会令孩子欢欣鼓舞。给"积分"时家长即使再忙也不要拖延，不要说"等一下"。

　　当使用"积分"时，孩子要拿出 1 个弹珠交给妈妈。在开始的第一周，为了激发孩子的干劲，家长可以大方地给积分。对于 ADHD 孩子来说，他们有了简单清晰的目标才能去努力，因此，必须先通过外部奖励激发出孩子持续努力的意愿。

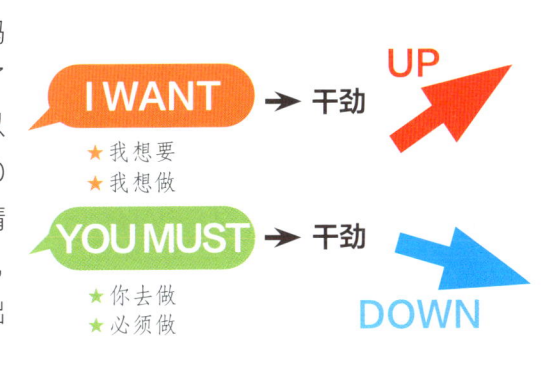

I WANT ➔ 干劲　UP
★ 我想要
★ 我想做

YOU MUST ➔ 干劲　DOWN
★ 你去做
★ 必须做

奖励清单

1. 每日奖励
- ★ 选择喜欢的零食 …………2 分
- ★ 玩游戏（30 分钟）
  ……………10 分（每天最多1个小时）
- ★ 请妈妈给自己读喜欢的书 ……2 分
- ★ 看电视或视频（30 分钟）
  ………10 分（每天最多不超过1.5 小时）
- ★ 和家人玩扑克牌 …………1 分

2. 每周 1 次的奖励
- ★ 看电影 …………………15 分
- ★ 周末去快餐店 …………15 分
- ★ 周末晚上比平时晚睡 30 分钟……10 分
- ★ 玩扭蛋 1 次 ………10 分（每周最多1次）

3. 数月 1 次的奖励
- ★ 去游乐场 ………………800 分
- ★ 买新游戏软件 ……………500 分

列出能激发孩子兴趣的奖励清单。每天获得的积分可以用于三种奖励场景，既可以用于每天的奖励，也可以用于中期、长期的奖励。在一天结束的时候让孩子检查一下拥有的积分，然后朝着中期、长期目标努力。

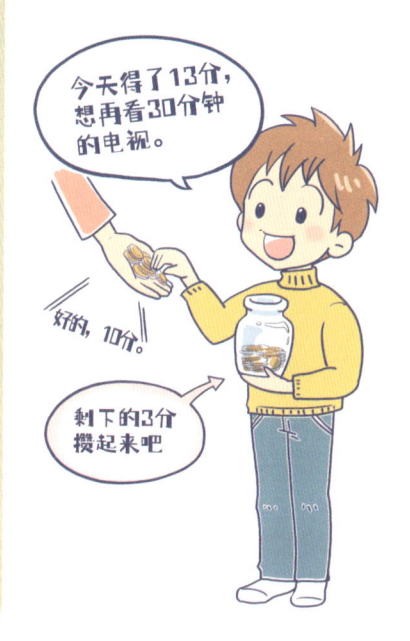

今天得了13分，想再看30分钟的电视。

好的，10分。

剩下的3分攒起来吧

可获得积分的活动列表

- ★ 刷牙 ……………………1 分
- ★ 拿报纸 …………………2 分
- ★ 写联络簿 ………………5 分
- ★ 晚饭前做作业 …………5 分
- ★ 打扫浴室 ………………3 分

接下来，做一个孩子可以得到积分的活动列表，并确定每项的积分。难度大、耗时长的事情积分高。另外，表中列出的活动最好是在孩子力所能及的范围内的，如打扫浴室。表中未列出的活动，各个家庭可以根据实际情况赋分。

·目标卡·

> 妈妈的目标是，刷牙刷3分钟。

> 我的目标是，晚餐时帮忙摆好筷子。

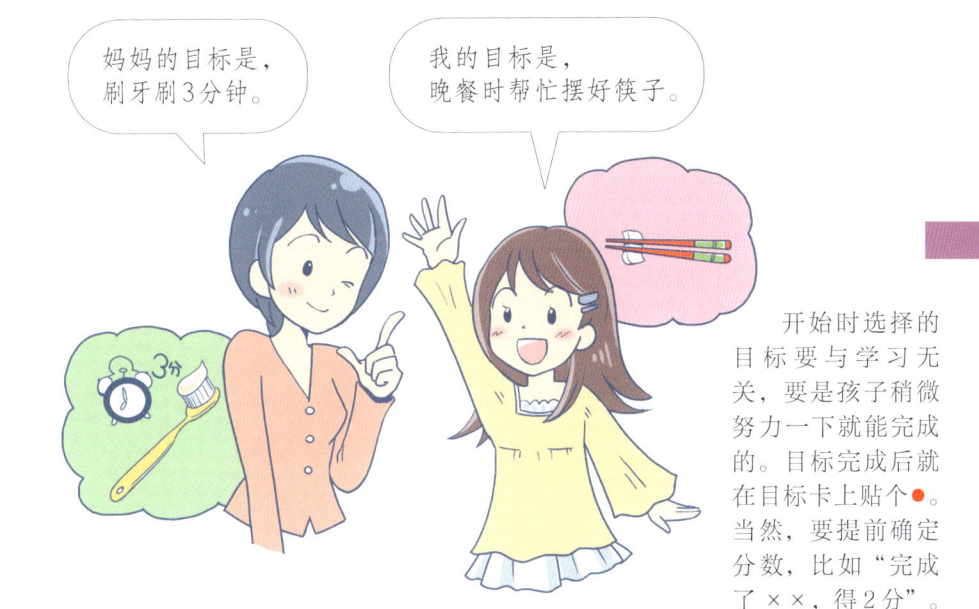

开始时选择的目标要与学习无关，要是孩子稍微努力一下就能完成的。目标完成后就在目标卡上贴个●。当然，要提前确定分数，比如"完成了××，得2分"。

● **重点关注一个目标**

目标卡是积分制的简化方法：制作一个两周的格子日历，设定2~3个目标，重点解决这几个目标。

把目标卡贴在墙上，把卡上的目标作为每天的一件大事。这样的话孩子就会很努力。每天检查孩子是否达成既定目标，给予事先定好的奖励。

完成一个目标后，下一个要添加的目标应是与之前的目标不同的内容。不要反复做已经充分达成的目标，要按照计划开始下一个目标。不过，ADHD孩子经常会出现以前能做到的事情，现在却做不到的情况，确实如此的话就要重新设立该目标。

家长要在重复这个过程的同时，养成思考具体问题出在哪里、如何解决的习惯。

这也是布置给父母的作业，与孩子一起努力也不错呀！

孩子的目标卡

目标卡
名字　○○

目标
① 晚饭时摆好筷子
② 17 点 30 分结束游戏

	周一	周二	周三	周四	周五	周六	周日
日期	1/9	1/10	1/11	1/12	1/13	1/14	1/15
1			●	●		●	
2		●	●	●	●		
日期	1/16	1/17	1/18	1/19	1/20	1/21	1/22
1	●	●	●				
2	●	●	●				

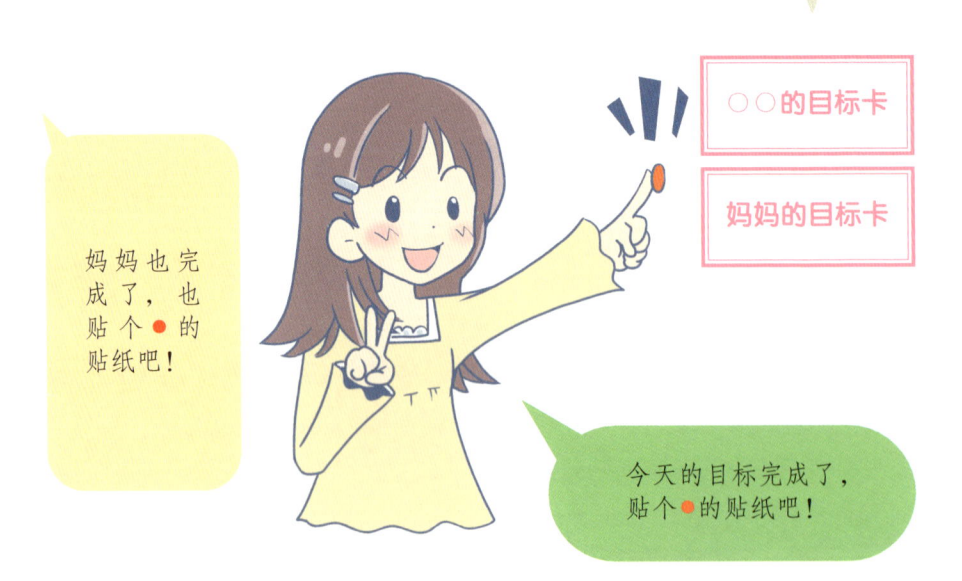

○○的目标卡

妈妈的目标卡

妈妈也完成了，也贴个●的贴纸吧！

今天的目标完成了，贴个●的贴纸吧！

　　周末时让孩子计算一下本周的积分，从"积分制"的奖励清单（参照第 59 页）中选择自己喜欢的东西进行兑换。这时如果规定了"必须连续完成目标"才能兑换，那么积分制的实行就会变得困难，因此，可以允许"有 1~2 次没完成也没关系"。

战术 5 进行赏识教育

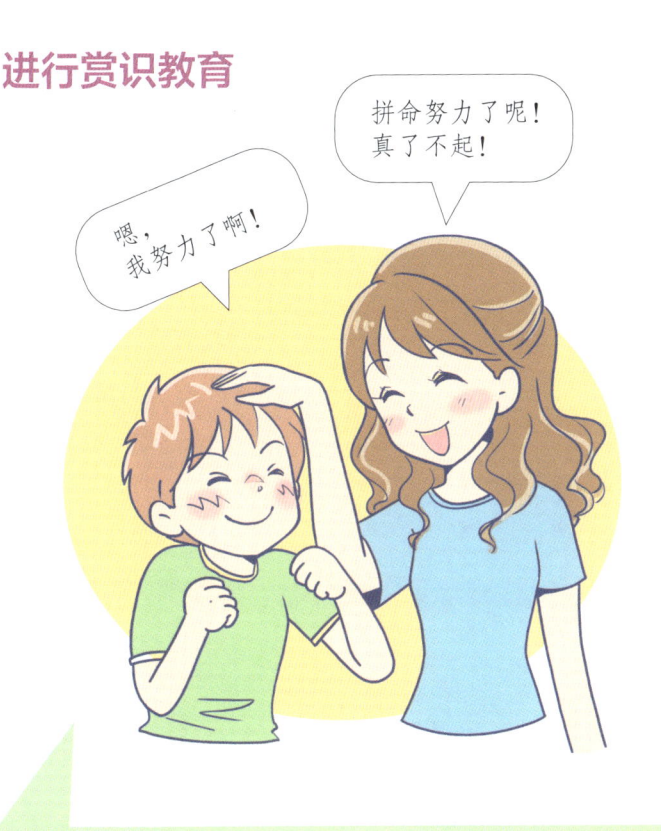

> 嗯，我努力了啊！

> 拼命努力了呢！真了不起！

表扬"坚持"

● 玩的时候不催促，学习的时候要表扬

　　ADHD 孩子的特征就是难以持续努力。因为他们无法长时间保持专注，所以干预的关键在于如何让他们持续专注。

　　因此，与其在玩的时候对孩子说"快点回来学习"，不如在学习的时候对他说"你很努力啊"，这样会更有效。

　　比起"要继续努力"，"再努力一点就更好了"这样的说法更能让人产生干劲。不要认为孩子做得好在他这个年龄是理所当然的，孩子做得好的时候要不断地表扬。

被表扬后更愿意努力

● ADHD 孩子被表扬后会特别有干劲

无论是谁,被夸奖后都更愿意努力,而对 ADHD 孩子来说,这具有更重要的意义。因为 ADHD 孩子很难遵守规则,很难靠自己去努力学习,所以家长需要用"表扬"激发他们的干劲。

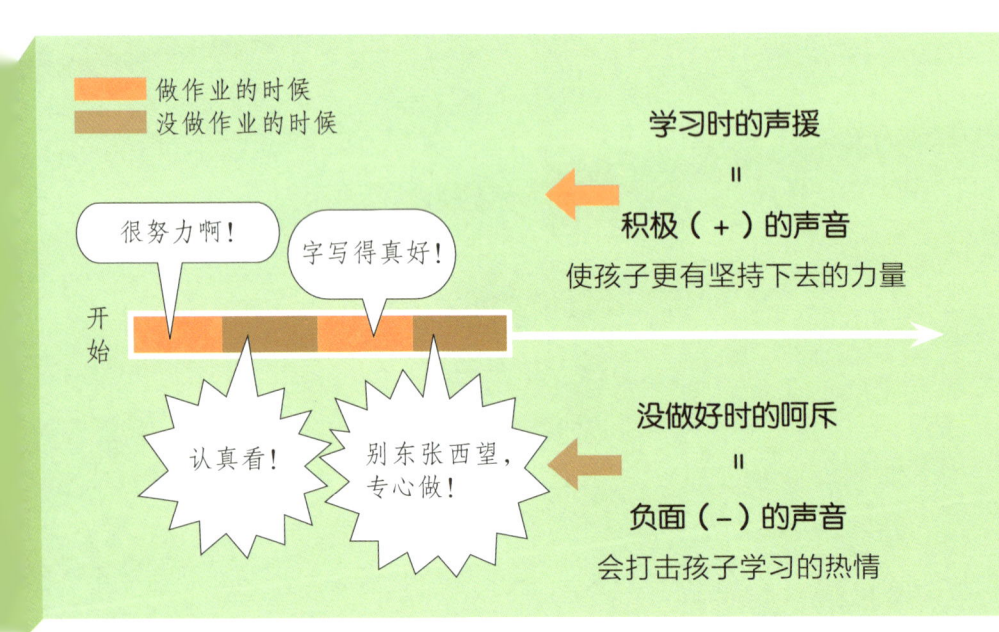

■ 做作业的时候
■ 没做作业的时候

很努力啊!

字写得真好!

开始

认真看!

别东张西望,专心做!

学习时的声援
=
积极(+)的声音

使孩子更有坚持下去的力量

没做好时的呵斥
=
负面(-)的声音

会打击孩子学习的热情

发现孩子的优点

● **不吝惜赞美之词**

睁大眼睛,仔细观察孩子的情况,发现孩子的优点。把你发现的优点和孩子爷爷、奶奶、老师说的优点都记在本子上,列个优点清单给孩子看:"妈妈发现你有这么多优秀的地方呢!""不行""做得不好"等否定的话语是无法激发孩子内心的能量的。不要吝惜赞美的语言。我们要成为孩子的热情有力的后援团,而不是严厉的批评家。

小悠的优点清单

- ☐ 精神饱满
- ☐ 很会玩
- ☐ 好好吃饭
- ☐ 笑容可爱
- ☐ 废寝忘食地做自己喜欢的事
- ☐ 身体结实
- ☐ 待人友善
- ☐ 犯错后会道歉
- ☐ 知道各种各样的游戏

很多家长总是盯着孩子的问题行为,很难发现孩子的优点,把优点试着写下来就能找出孩子的长处。

【妈妈的目标=1天表扬3次】

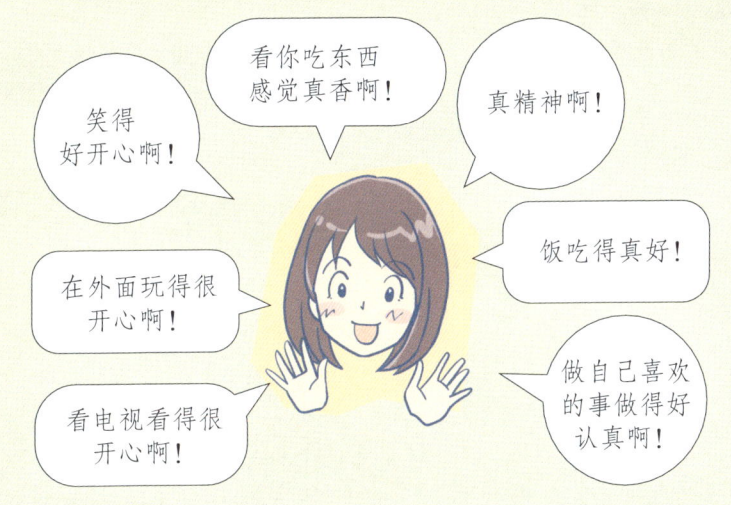

- 笑得好开心啊!
- 看你吃东西感觉真香啊!
- 真精神啊!
- 在外面玩得很开心啊!
- 饭吃得真好!
- 看电视看得很开心啊!
- 做自己喜欢的事做得好认真啊!

不擅长表扬的妈妈可以用这个方法

如果实在找不到孩子值得表扬的地方,请参考上面的话进行表扬。不断地练习,渐渐就变得擅长表扬了。

战术 6　明确地向孩子传达你的爱

● 抱紧他，告诉他"我爱你"

由于总是被骂，孩子可能会认为"妈妈不喜欢我""妈妈觉得我怎么样都无所谓"。要想办法消除孩子的误解。妈妈要经常一遍一遍地对孩子说"我爱你""你对我很重要"。如果不说出来，你的心里话就很难传达给孩子。然后，紧紧地拥抱他吧。当无法用言语表达的时候，身体语言也会传递你的爱。被拥抱、被抚摸的感觉会让孩子产生很大的安心感。

不管那个孩子是哥哥还是姐姐，家里是否有其他需要被照顾的孩子，父母都要好好地爱抚他。（如果是比较抗拒肌肤接触的孩子就不用这个方法。）

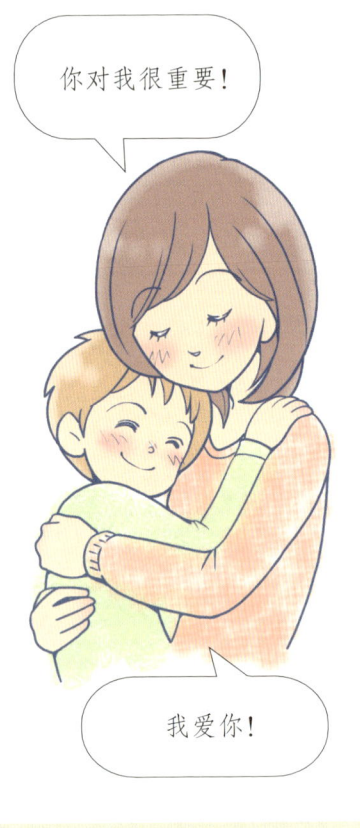

> 你对我很重要！

> 我爱你！

创造与孩子一对一玩耍的时间

很多妈妈通过"特别时间段"，改善了亲子关系，重新觉得孩子变得可爱了。

在"特别时间段"里，妈妈与孩子一起玩游戏。每天 20 分钟左右，每周最好 5 次（如果时间不允许，每周 1~2 次也行）。

"现在是专属于你的特别时间"，说完这句话就可以开始了。孩子是这个时间段的主体，由他来决定这段时间里做什么，妈妈不干涉，玩积木、折纸、画画，做什么都行。在这段时间里妈妈只需要与孩子轻松地玩，享受开心的感觉就好。

如果家中有其他孩子，那就需要给每个孩子都设置专属时间段。

推荐"特别时间段"

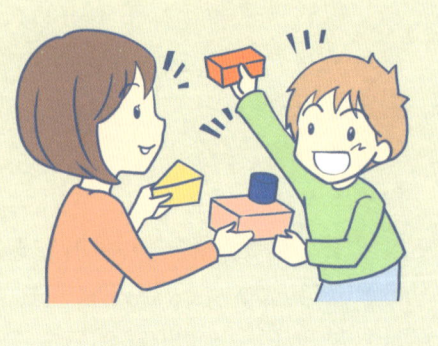

战术 7 教授具体的方法

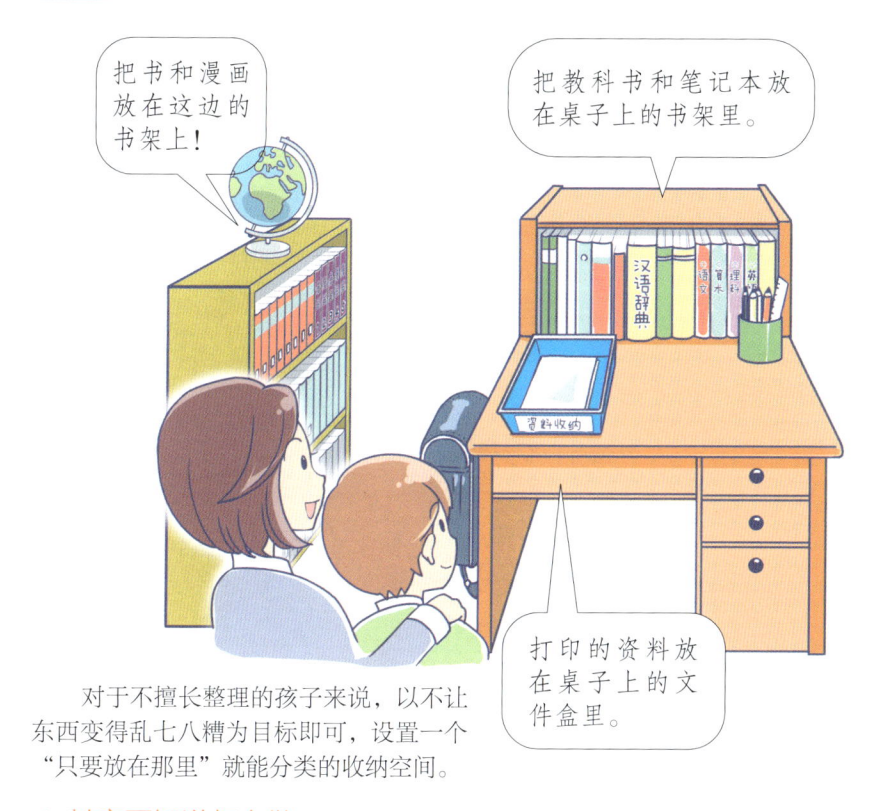

> 把书和漫画放在这边的书架上!

> 把教科书和笔记本放在桌子上的书架里。

> 打印的资料放在桌子上的文件盒里。

对于不擅长整理的孩子来说,以不让东西变得乱七八糟为目标即可,设置一个"只要放在那里"就能分类的收纳空间。

● 其实不知道怎么做

有的孩子其实并不知道怎么收拾整理,不知道怎么做作业,不知道所谓的"睡前准备"到底应该按照什么顺序做。下面简单地告诉大家具体的做法。

如果妈妈擅长整理,那么孩子可能很难达到她的要求,其实只要收拾得差不多就可以了。家长要找到适合孩子发展水平的整理方法,与孩子商量着打造一个容易整理的房间。妈妈即使不擅长整理,也要展示出自己为不擅长的事情而努力的态度。与孩子一起努力也不错。

对于还不能每天都整理的孩子,可以在家里规定"周六与爸爸一起做 3 分钟的整理",这种做法也是有效的。

战术 8 参加父母培训

● **与有 ADHD 孩子的父母进行交流，从中获得力量**

父母培训是教授给 ADHD 孩子的父母"有效的育儿技能"的培训，在 ADHD 的治疗中也非常有效。

指导老师会带领 5~10 名家长在每周固定的时间（1~2 小时）上 8~10 节课程，学习相关内容。父母共同参与更有效。

通常医院和疗育机构会有这样的课程，如果家附近有能听课的地方，一定要去看看。与有同样烦恼的其他父母进行交流，彼此都能获得力量。

你如果找不到这样的课程，也可以阅读相关图书，先试着自己看看书。

父母培训是按照右面的步骤逐渐改善亲子关系的。父母往往只关注 ADHD 孩子做不到的事情，但更重要的是关注孩子的优点和做得好的地方。

通过"特别时间段"与孩子一起度过快乐时光，再次确认孩子的优点。

父母要有技巧地忽视孩子的不良行为，避免因为过于苛责而与孩子的关系恶化，要在孩子做出好的行为时给予反馈。父母可以通过积分制激发孩子的干劲，重要的是帮助他坚持下去。

父母培训的内容

1. ADHD 特征的说明
2. 分类解读行为
3. 练习挖掘孩子的优点
   ADHD 孩子的父母总是容易只关注孩子的负面行为，要练习关注孩子正面的行为。
4. 特殊时间段（与孩子一起度过的快乐时间）的说明
5. 练习发出简洁的指令和及时给予表扬
6. 练习忽视不恰当的行为
7. 练习发出有效指令和对积分制的说明，等等

战术 9　父母齐心协力

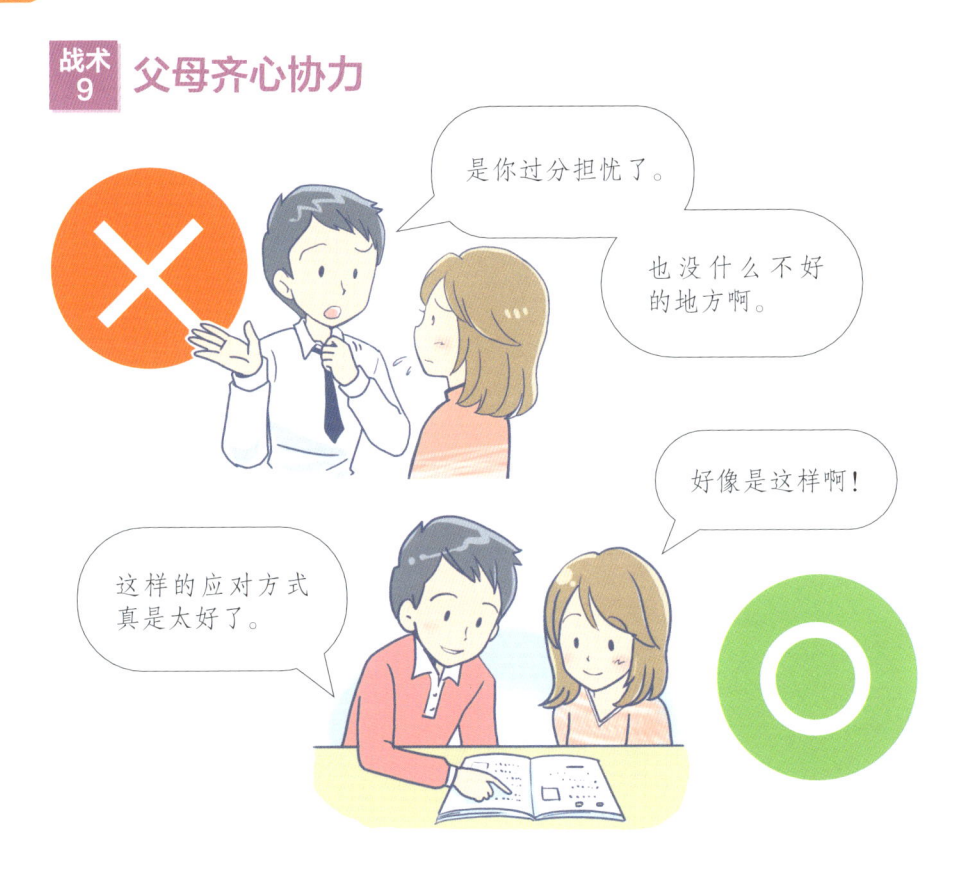

> 是你过分担忧了。

> 也没什么不好的地方啊。

> 好像是这样啊！

> 这样的应对方式真是太好了。

● **夫妻共同面对 ADHD**

作为 ADHD 孩子的父母，夫妻双方都非常艰难。父母对 ADHD 有共同的理解，抱着合作态度的话，治疗效果会有所提高。如果妈妈一味地担心不好，而爸爸总是不以为然，乐观地认为"总会有办法的"，觉得是妈妈"过于担忧了"，那么话题就无法继续下去了。

重要的是爸爸要认真倾听妈妈的心声，不要给努力育儿的妈妈泼冷水。体谅妈妈的心情，提出想法，给予关怀，妈妈就会更有力量。周末爸爸可以带孩子去公园玩，给妈妈一些属于自己的悠闲时光，她一定会很开心的。

与孩子爷爷、奶奶住在一起的话，为了孩子的未来，一定要寻求他们的协助。

3 与不同类型的孩子的相处方式

大雄型·胖虎型

> 代表ADHD孩子的大雄型、胖虎型，请参照第16~17页。试着思考应对不同类型的孩子的方法吧。

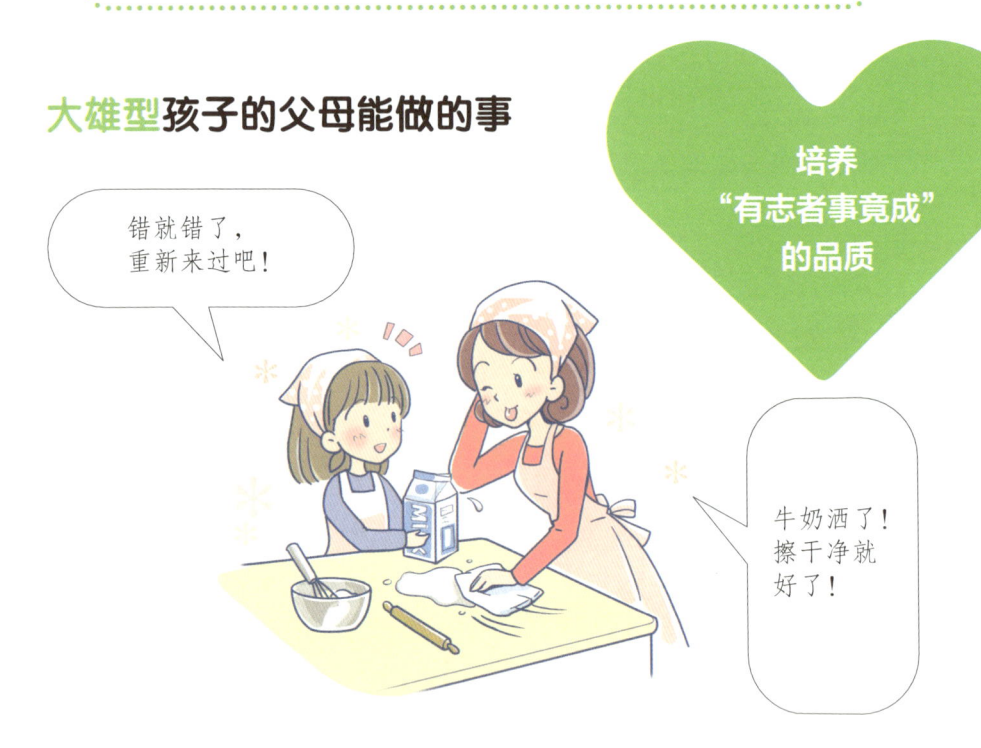

大雄型孩子的父母能做的事

培养"有志者事竟成"的品质

错就错了，重新来过吧！

牛奶洒了！擦干净就好了！

　　这种类型的孩子大多对自己没有自信，因此，父母最重要的是全然地认可、接纳孩子。孩子会比父母想象的更为敏感，会感受到父母的心情。孩子一旦觉得自己没有达到父母的期待，就会变得退缩不前。我们要鼓励孩子，慢慢让孩子树立"我也能行"的自信心。

　　父母帮孩子坚定"只要努力，也许我也能做到"的信念吧。设定容易实现的目标，然后实现它。反复这样做，孩子会变得自信起来。同时父母也要告诉孩子"失败也没关系"。有时妈妈也可以利用自己的失败，说些"再努力就好了"这样转换不良情绪的话。

让孩子变得自信的声音!

积极的声援
- 没关系
- 一起试试吧
- 慢慢来也可以
- 我相信你

✗ 笨蛋!废物!太慢了!
✗ 我家孩子完全不行啊。

● **不使用否定的语言**

孩子对"笨蛋""废物"等否定性词语的理解远比大人沉重。至少不要让孩子听见这样的话。这样的言语是不可能让孩子的态度向好的方向发展的。有的家长在与别人聊天的时候,为了表现得谦虚,会当着孩子的面说"我家孩子完全不行",孩子听到这样的话会失去活力和干劲的。

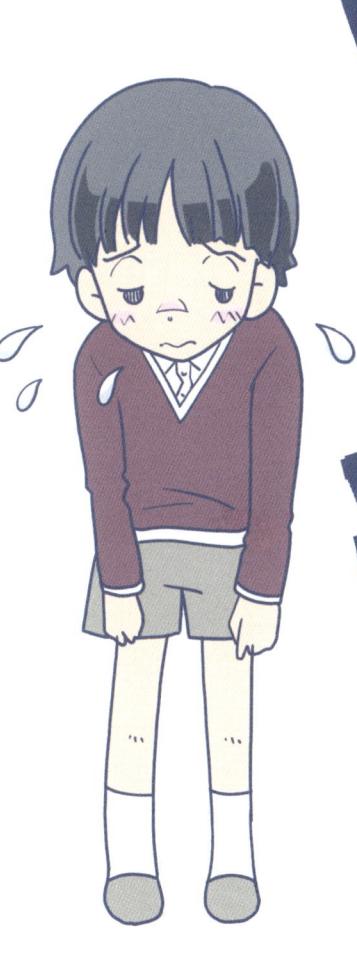

✗ 做不好多丢人啊。
✗ 说这些有什么用。

● 读懂孩子的求救声

当孩子感到不安、害怕时，如果父母总是不但不安抚，还说"你说这些有什么用"，那么当孩子真的需要帮助时，父母就听不到孩子的求救声了。同时孩子还会认为"自己是个内向、胆小且没用的孩子"，形成这样自我否定的习惯。希望我们能成为那种虽然家务做得不太到位，但能倾听孩子的心声、理解孩子的心情的父母。

● 注意那些没有发出的 SOS（求救信号）

"我被欺负了，妈妈，你帮帮我吧"，ADHD 孩子几乎不会主动说出这句话，特别是大雄型的孩子，即使他想说，也无法很好地表达出来，或者觉得说了别人也不懂就放弃了，或者说到一半，中途放弃不说了。注意观察孩子的食欲、睡眠和玩耍的状态。父母如果能尽早注意到这些求救信号，就能尽早采取对策了。

✗ 你是男孩，不许哭！
✗ 你真是个胆小鬼！

● 不要取笑孩子的胆小或容易不安的状态

作为孩子的家长，特别是爸爸或爷爷，很容易对胆小的男孩感到失望，有时会嘲笑和捉弄他，这对孩子本人来说是莫大的痛苦。妈妈要向丈夫和公公说明孩子的心情和感受，让家里不再有这种无意识的语言暴力。对孩子来说，在家里有自己的立足之地是非常重要的。在家庭中被接纳、被认可，是发展外部世界人际关系的基础。

提高孩子的能力

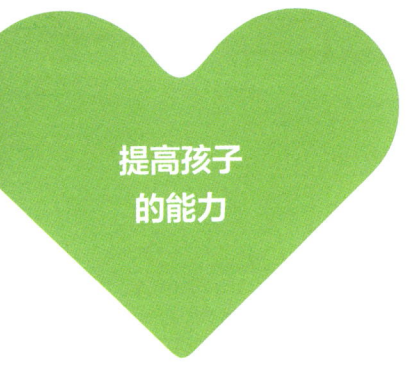

● 减少过多的课外活动

对于 ADHD 孩子来说，几乎每天都要上补习班或参加课外活动，实在是太忙了。要让孩子有机会体验与其他孩子玩耍的乐趣。比起与同龄的孩子一起玩，ADHD 孩子往往与年龄比自己小的或比自己大的孩子玩得更好，因此，只要孩子觉得开心，哪怕是与年龄比自己小的孩子一起玩也不错。ADHD 孩子适应新环境需要一定的时间，因此，在开始尝试新事物的时候，要事先与孩子沟通，让他放松心情，等待他慢慢融入。

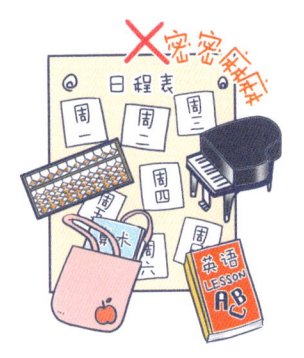

● 参加体育运动

很多大雄型的孩子不擅长运动。体育运动对身体有积极的影响，能让注意力更集中，还可以消除不安。比起团体比赛，ADHD 孩子更容易参加个人比赛。但是，不要有"通过高强度训练磨练孩子"的愚蠢的想法。无论多么好的事情，只要孩子不愿意，就不要强迫。如果孩子不喜欢运动，父母就不要勉强，可以一起散步或做家务，让身体稍微活动活动就好。

● 提高语言能力

如果语言能力提高了，孩子就能把自己的感受传达给他人，也更容易理解学校的课程了，这对 ADHD 孩子大有裨益。为了提高孩子的语言能力，即使孩子能自己看书，父母也要读给他听；父母可以选择词语接龙、猜谜等需要用语言进行的游戏与孩子一起玩。父母也要尝试挑战不使用"不行"这样的话与孩子进行对话练习。

● 播放音乐

在家里播放舒缓心情的音乐,孩子的心情也会变得平静,特别是在进行整理东西等孩子不擅长的活动时非常有效。

● 养宠物

养宠物可以治愈心灵,有的孩子可以通过照顾宠物养成日常的生活习惯。虽然这会增加妈妈的工作量,但也很值得。

● 慢慢引导,走向自立

教孩子游泳的时候,突然撒手,孩子会有溺水的风险,但如果一直握着手,孩子就永远也学不会。自立也是一样,只有慢慢放手,孩子才能独立。

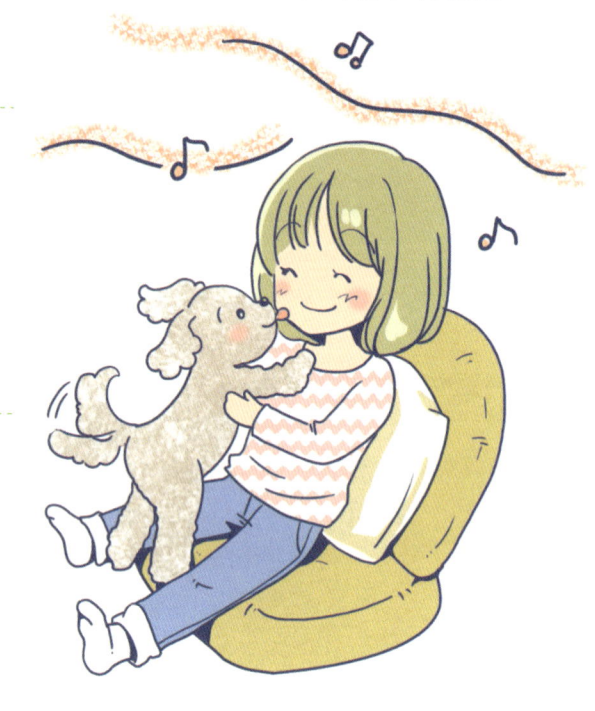

● 创造与祖父母等亲戚多接触的机会

最好能让孩子与祖父母、表(堂)兄弟姐妹、叔叔阿姨们经常来往。在轻松融洽的群体关系中,释放紧张,自由自在。住得远不怎么能见面的话,保持电话和邮件联系也不错。

● 给予悠闲独处的时间

大雄型的孩子在集体中会受到很多刺激而感到紧张、疲惫。为了让孩子得到充分的休息,可以给予他一段悠闲独处的时间。帮助孩子培养一个人也能做的乐趣和兴趣,这很重要。

坚持不懈地管教

胖虎型孩子的父母能做的事

● **限制看电视和玩游戏的时间**

　　电视节目里的暴力场景及对过激的恶作剧、性等内容的描写，对胖虎型的孩子有不好的影响。父母要根据孩子的年龄和性格选择看的节目。父母要与孩子一起看电视，并向孩子解释说明"电视里的世界和现实世界不同""暴力是不好的"。电视和游戏机是一种便利的育儿工具，但对孩子影响很大，不要经常使用。

● **尽量陪伴孩子，了解他的情况**

　　孩子放学回家后，父母要尽量待在家里陪伴他。父母如果工作很忙，平时没有充足的时间，就一定要珍惜与孩子在一起的时间。每天空出 30 分钟与孩子说说话也行啊。

● **充分运动**

　　胖虎型的孩子非常活跃，体力充沛，要让他们充分地运动。另外，运动还能给孩子的愤怒和攻击性提供适当的发泄途径。

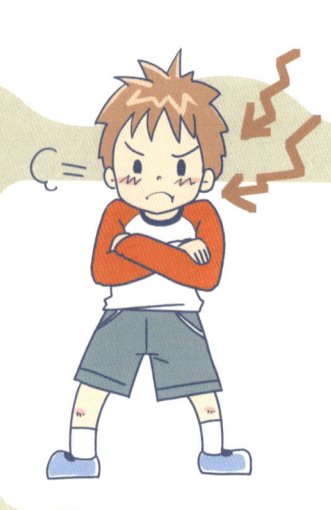

X 再也不给你买了。
X：警察来了。

● 不要威胁孩子

孩子没做该做的事或做了不该做的事时，父母不要威胁他，不要用"我再也不给你买了"这样的话彰显父母的权威，也不要说"警察来了"这样的话，不要用外界的威胁做挡箭牌。

● 约法三章

约法三章，也就是签订契约书，是个好办法。从孩子进入青春期开始，父母可以把与孩子的约定写在纸上，做成契约书的样式，双方签字。尽可能把目标定得简单些，如果孩子做到了，就给他一个小礼物，或者买他想要的东西。

● 就算困难，也要坚持耐心管教

从孩子小时候开始，全家人就要讨论商定用什么样的方式养育孩子，然后就按照定好的规则进行。要想好"到了睡觉时间还磨磨蹭蹭怎么办"等日常问题的应对方法。为了避免祖父母的"这不是挺好的吗"之类的干涉，父母也要和他们先说好规则。管教孩子的秘诀就是坚持。坚持不懈是管教中最重要的一环，加油吧！

学会使用温和的语言

● 告诉孩子这样说话很酷

胖虎型的孩子不说"谢谢""好的""对不起"的情况出乎意料得多。即使是一点小事也要说"谢谢",被不小心伤害时说"没关系"并原谅对方,这是与朋友和睦相处的重要秘诀。自己做错事时,如果能说"对不起",即使发生冲突,双方的关系也容易修复,还会改变周围人的看法。不只是孩子,希望全家人都能熟练使用这样的语言。

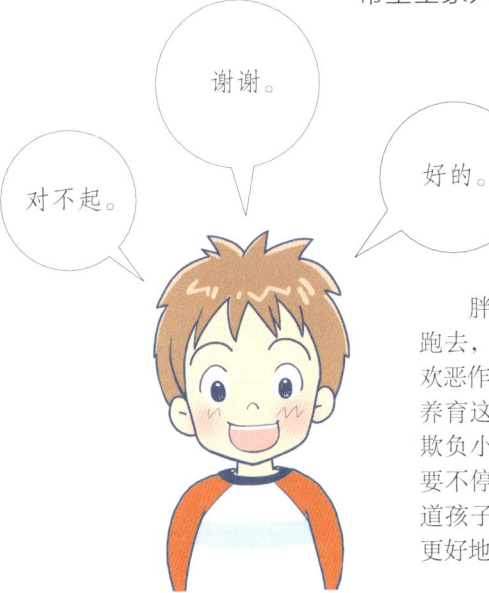

谢谢。

好的。

对不起。

胖虎型的孩子精力充沛,总是跑来跑去,满不在乎地做些危险的事,还喜欢恶作剧,这与大雄型的孩子完全不同,养育这样的孩子令父母倍感艰难。他会欺负小孩子、让其他小朋友受伤,妈妈要不停地道歉,心力交瘁。父母如果知道孩子为什么会有这样的行为,可能会更好地应对。

● 帮助孩子控制情绪,学会对话和谈判的技巧

胖虎型孩子的语言表达能力大多还不成熟,面对外界的刺激,往往不会思考,而是反射性地应对。遇到不顺心的事情,孩子如果能在动粗、发火之前先冷静几秒钟,使用语言处理,或者协商解决就好了。因此,父母要在孩子小的时候就注意与他进行这样的练习。

生气的时候,孩子如果能养成停下来思考的习惯,就能控制暴力行为,减少愤怒的爆发次数。

第 ③ 章 家庭中与 ADHD 孩子的相处方法　077

宣泄情绪

烦躁、愤怒、焦虑和空虚的不良情绪，只要写在纸上，以文字的形式倾吐出来，你就能轻松很多，然后把那张纸当作剩菜扔掉。与知心朋友或互助群里有同样孩子的人说说心里话。尽量想办法让自己轻松些吧。

你如果在儿童时期有过与父母相处不好的经历，也会对育儿产生影响，因此，作为妈妈你有必要接受关于自己的心理治疗。

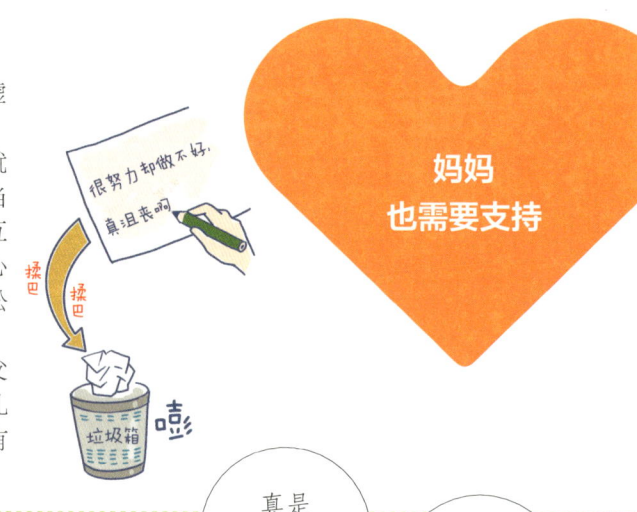

妈妈也需要支持

在不知如何是好或遇到困难的时候寻求帮助

养育胖虎型的孩子对父母来说是很大的考验。你时常会感到疲惫和无助，要有勇气及时向老师、朋友、亲戚求助。

你如果总是心情郁闷、失眠、体重减轻、容易疲劳、无精打采，有可能患上抑郁症。你如果除了孩子的事情，还有夫妻关系不和等问题，就要去地方政府的家庭援助中心咨询。

真是太难了啊……

养孩子太累了！

当别人告诉你，你的孩子欺负人时

胖虎型的孩子有时会嘲笑、欺负其他的孩子。如果有人说你的孩子在欺负谁，一定要向老师或周围的孩子询问真实的情况。虽然他的本意并非要欺负谁，但是父母也要耐心地教给他怎样做才能不被其他孩子讨厌。

当孩子在学校或家里表现得焦躁不安，甚至影响到其他孩子的时候，要对照右边的内容进行反思。重要的是调整环境，让孩子在精神上安定下来。

反思

- 自己是不是太容易对孩子发火了？
- 孩子是不是太忙了？
- 自己是不是对孩子的要求过高了？
- 学习是不是已经成为孩子的负担了？

4 符合孩子成长阶段的应对方式

根据孩子的年龄谨慎地应对，帮助孩子提高能力

> 随着孩子的成长，ADHD 孩子遇到的困难、周围人对他的要求都会有所改变。我们需要考虑在孩子不同年龄阶段的应对策略。

幼儿期 不要无谓地生气

> 我家孩子有 ADHD 吗？

> 还不太肯定，总之先不要严厉地批评和打骂他。

这个时期对父母来说最重要的是，即使在养育上不是很顺利，也不要焦虑。对非 ADHD 孩子说 5 次就能解决的事情，对 ADHD 孩子得说 20 次，即使如此也不要感情用事，尽量从容地与孩子相处。就把 5 岁的他当作 3 岁左右的小孩子吧。耐心管教的话，他能做的事情会越来越多。如果孩子还有社交方面的问题，我们就要怀疑他可能有 ADHD 以外的发育障碍了。

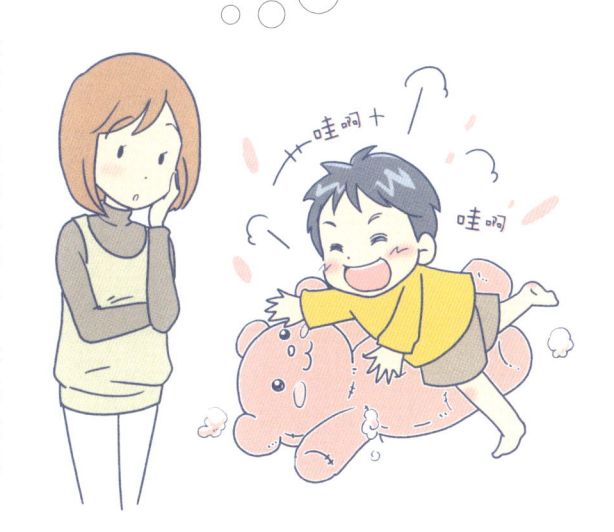

★ 幼儿期的 ADHD 孩子，还不会有太多让人困扰的表现。
★ ADHD 的表现往往在孩子上小学后开始参加需要付出努力的活动时才逐渐显现出来。

第 3 章 家庭中与 ADHD 孩子的相处方法

小学生 不能只是静待花开

升入小学后，由于经常出现做不完作业或丢三落四等问题，孩子才开始被怀疑有 ADHD，这种情况有很多。在小学时父母最重要的是要创造一个能让孩子集中精力做作业的环境，为防止丢三落四，与孩子一起制订时间表，帮助孩子养成学习和整理的习惯，而不是总是斥责他。

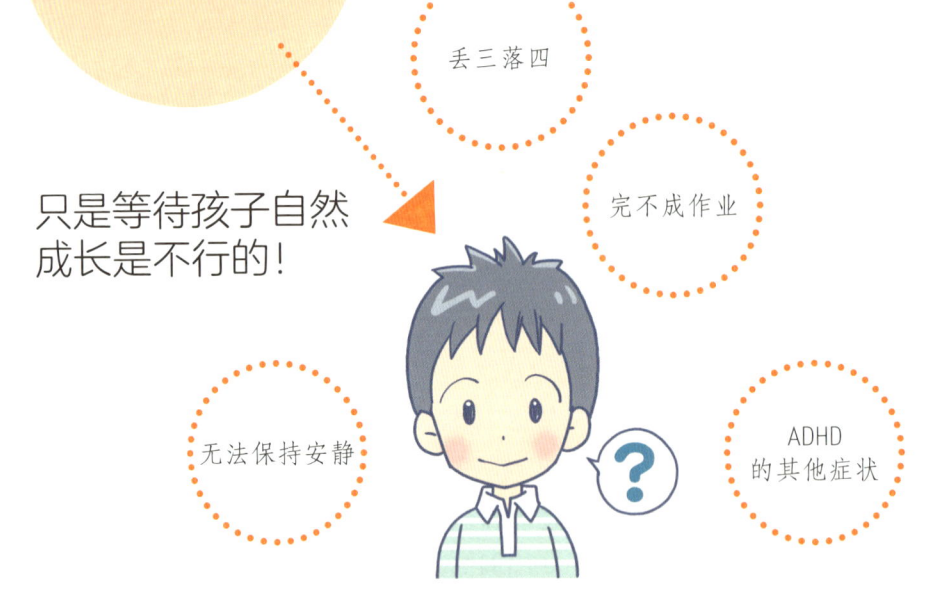

人们总说"等他真正着急了自然就不会忘了，在那之前不用管他"……

只是等待孩子自然成长是不行的！

- 丢三落四
- 完不成作业
- 无法保持安静
- ADHD 的其他症状

不要命令说"拿○○"。

明天要带什么东西呢？

用这样的方式帮他做思考练习。

虽然大脑里存储了信息，但无法在需要时及时提取。

初中生 不能突然放手

> 啊？我的孩子有 ADHD？！

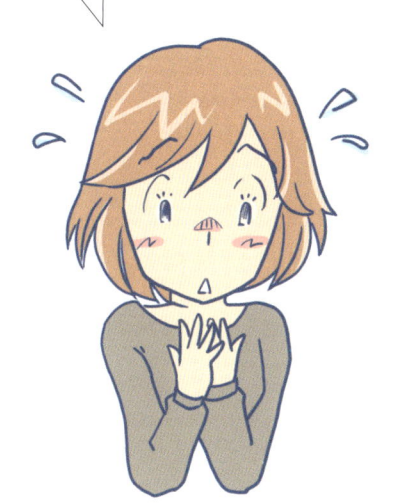

孩子升入初中、进入青春期后，就不太听妈妈的话了，也会从妈妈身边离开。那些为了应试的重复性学习、在规定时间内提交作业等 ADHD 孩子不擅长的事情也会增加。父母不要因为他叛逆的态度而突然放手。考虑到他的心理年龄只有实际年龄的三分之二，父母要改用建议的方式，而不是用命令的语气交流。

● **孩子上初中后才被发现有 ADHD**

注意缺陷型的 ADHD 孩子，没有多动和冲动行为。在父母盯得很紧的情况下，孩子在小学时无法完成作业和丢三落四的情况并不明显，上初中后父母才意识到孩子可能有 ADHD。

> 啊！作业忘在学校了！

经常丢三落四 ➡

第 ❸ 章 家庭中与 ADHD 孩子的相处方法　081

不能在规定期限内
提交作业

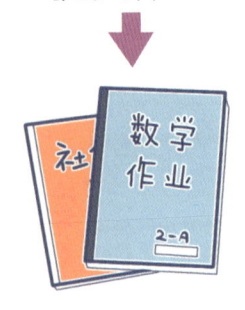

⬇

不能踏实地学习

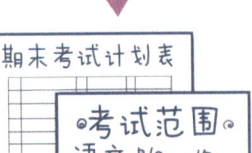

⬇

社团活动也有麻烦

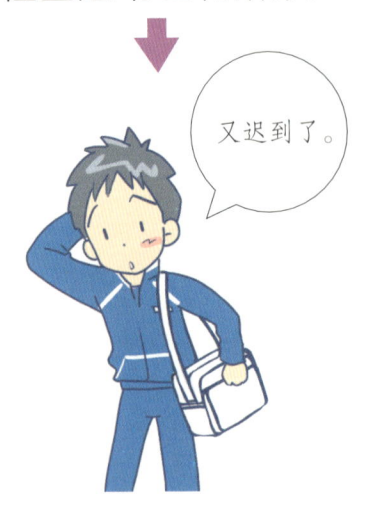

⬇

又迟到了。

原因

● 比其他孩子幼稚

　　与周围其他孩子相比，ADHD孩子在收集信息、预测未来并采取行动等方面的能力还没有得到充分发展，因此，很难做到其他初中生能做到的事情。

● 每门课程各有一位老师

　　ADHD孩子不擅长根据各科老师的风格调整学习方式，老师们也不了解ADHD学生的特点，因此，即使知道这个孩子有ADHD，也不会给予特殊的关注。

● 被当作大人对待

　　上初中后，老师突然把孩子当成大人对待，对于远足和课外辅导的集合地点及提交作业的期限等，老师只会简单地告知，因此，注意缺陷型的ADHD孩子很容易听漏信息。

初中生的对策

●不要因为孩子上了初中就突然把事情都交给他

不要突然放手,不要说"你已经是中学生了,自己做吧!"这样的话。与小学相比,初中在生活方面的要求更高,因此,要注意一点一点地增加孩子自己能做的事情。

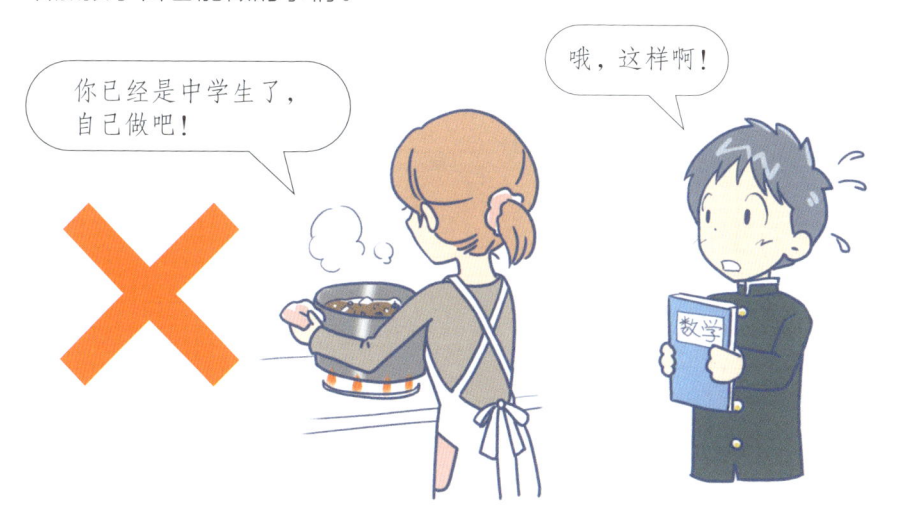

●教孩子整理学习资料的方法

学校发的资料增加了,有时还必须立刻提交,因此,要教给孩子一些简单的整理方法,如为每个学科都准备一个放资料的收纳篮等。

●参加家长会,掌握学校信息

收集有关学校氛围、欺凌情况、学习情况等与孩子生活环境相关的信息很重要。

要经常出席家长会。

●借助家庭教师和补习班

有时孩子更容易接受来自父母以外的人的建议,因此,请家庭教师和上补习班也是有帮助的。

● **不要用命令的语气说话**

用命令的语气说话会演变成亲子战争,"吵死了!""那你自己做吧!"现在对孩子放手不管还为时尚早,因此,父母还是得用商量的方式提出建议。

● **与学校的老师沟通**

当孩子在学习上遇到困难时,不与老师合作的话可能就无法解决。父母要经常与老师保持联系,与老师沟通,比如请老师帮忙提醒孩子及时提交作业等。

● **事先了解社团活动的内容**

父母可以出席社团的聚会,与孩子社团伙伴的家长搞好关系。如果父母不了解比赛日期和社团活动所需的物品,孩子可能就会在比赛时迟到,也容易出现其他状况。

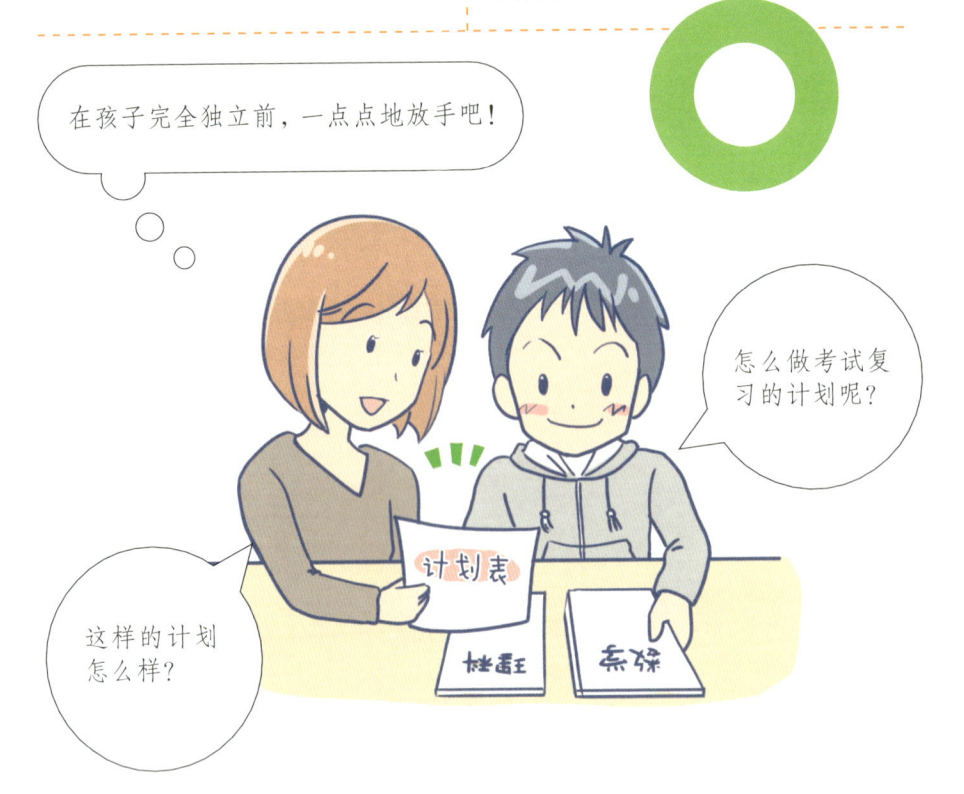

> 在孩子完全独立前,一点点地放手吧!

> 怎么做考试复习的计划呢?

> 这样的计划怎么样?

高中生 考虑到三分之二的年龄的对策

ADHD 孩子即使上了高中，也不擅长等待，也不会有"现在好好学习，三年后就能考上好大学""现在的忍耐是为了以后更轻松"这样理性的思考。他最优先的想法是及时行乐，他会把注意力集中在做兼职、参加社团活动等有意思的事情上，很难认识到"学生的基本任务是学习"。因此，父母只能把他当作比实际年龄小的孩子，耐心地陪伴等待吧。

即使孩子现在听不进去妈妈的话，我们也要相信总有一天他会想起妈妈曾经说过这样的话……要知道，激烈的言辞只会让孩子觉得父母聒噪，因此，请温和地表达。

● 若无其事地确认日程

把日程忘得一干二净 →

父母可以若无其事地询问孩子的安排，让他确认日程。你可以让孩子练习把日程写下来，比如对孩子说："妈妈总是忘记你的安排，你把日程写在日历上吧。"你也可以建议孩子使用手账，比如对孩子说："妈妈把日程写在手账上，你就不会忘记了。"

（若无其事地）
明天几点集合啊？（妈妈）

啊，我忘了！
得发个短信问问集合地点。（儿子）

顶嘴，听不进去建议

● **提建议时要想办法让孩子自己觉得"原来是这样啊"**

孩子已经不是靠父母施加压力就能去做事的年龄了。父母不能只说"好好学习"，而要说"小○好像很喜欢学习好的孩子""○分以上就可以轻松获得大学推荐的资格啊"等。"学习的话会有好处的"，父母要在孩子感兴趣的领域下功夫，提出建议。

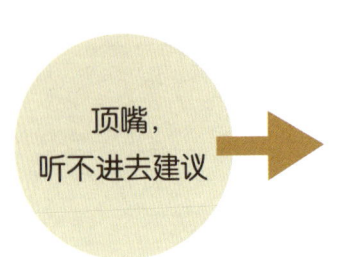

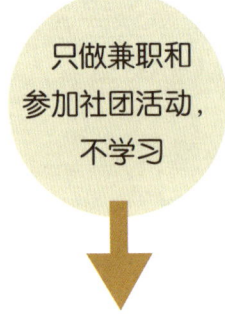

只做兼职和参加社团活动，不学习

● **清楚地向孩子说明情况**

日本高中有留级制度，但是，ADHD 孩子对于"留级"具体是怎么回事，完全搞不懂。我们要把 15 岁的他当作 10 岁的孩子，说明留级的含义，或者用迟到、缺席、不及格的次数等方式细致地告诉他什么是"留级"。

> 留级的话，就不能与现在的朋友一起学习了！

> 啊，原来是这样啊！

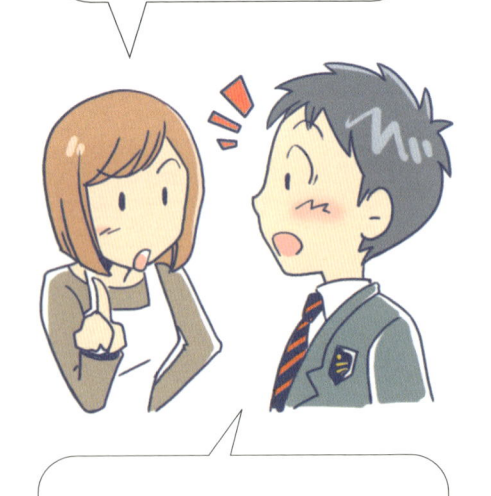

不会整理

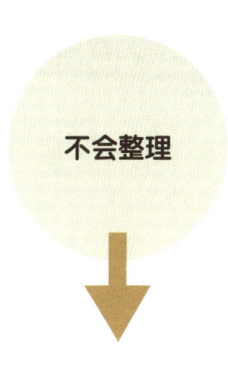

> 把打印的材料按照学科分类，放进透明文件夹里，这样就不会弄得乱七八糟了。

● **教给孩子适合其能力水平的整理方法**

有很多孩子一到考试前就到处找东西，试卷不见了，笔记也找不到了。对于不擅长整理的孩子，要提供一些适合他能力水平的整理书面材料的建议，如多给他准备一些文件夹等。

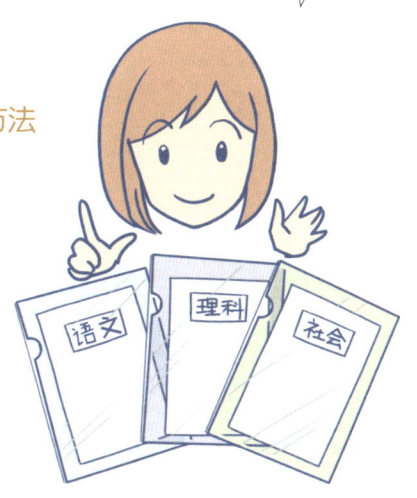

● **接纳孩子的特征也很重要**

进入青春期后，父母的力量已经无法驱动孩子，孩子可能会遇到很多挫折。孩子留级了，责备他也没有用，重要的是要继续支持他，同时告诉他，"尽管如此，作为父母我们还是站在你这边的"。"虽然这个孩子的注意力不集中，但是他在做喜欢的事情时看起来很开心，他就是这种类型的孩子啊"，用宽广的胸怀接纳、认可孩子也很重要。